D1611614

RO VITALE

TOCada

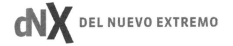 DEL NUEVO EXTREMO

Vitale, Ro
   TOCada / Ro Vitale. - 1a ed. . - Ciudad Autónoma de Buenos Aires : Del Nuevo Extremo, 2015.
   288 p. ; 23 x 16 cm.

   ISBN 978 987-609-618 8

   1. Trastornos Fóbicos. I. Título.
   CDD 150

© Editorial Del Nuevo Extremo S.A., 2015
A. J. Carranza 1852 (C1414COV) Buenos Aires, Argentina
Tel/Fax: (54-11) 4773-3228
e-mail: editorial@delnuevoextremo.com
www.delnuevoextremo.com

ISBN: 978-987-609-618-8

1ª edición: Septiembre 2015

Imagen editorial: Marta Cánovas
Diseño de tapa: @WOLFCODE
Fotos de portada: Gabriel Machado
Corrección: Diana Gamarnik
Diagramación interior: Silvia Ojeda

Sumario

Introducción

Este libro se escribió en tiempo real. O casi. Fue un paño para secar lágrimas o un argumento legítimo para derramarlas; fue una gran excusa para autoadministrarme un reaseguro frente a la irracionalidad de mis pensamientos, o un modo de estirar el brazo y acariciarle la mejilla a mis zonas más creativas y saludables. No cuenta con los tiempos reflexivos del *a posteriori*, es decir, no comenta después lo que se ha elaborado tiempo atrás. No toma aire, medita y luego explica. Es el relato urgente de lo que se intenta domeñar, justo luego de su irrupción caótica. Es grito y arrullo. Por lo tanto, es, también, movimiento.

Ha sido impresionante, incluso –y especialmente– para mí, recorrer las páginas y atestiguar, desde la lectura, la dramática transformación en el tono del relato. Casi toda la primera mitad del libro está escrita con rigidez y deslucimiento. La pobreza lírica que abunda en ausencia de metáforas y el abuso desesperado de descripciones atiborradas de detalles irrelevantes cuya forzada conexión se hacía imperativa para mí parecen más patrimonio de la escritura de una niña que del texto de una mujer adulta. Sin embargo, a medida que el tratamiento terapéutico iba dando sus frutos, el relato comienza su proceso de ablande, las historias cobran vuelo e irrumpen todos los matices que, asumo, también se retoman en mi vida. Y porque ha sido escrito al paso de mi necesidad de escribirlo, es que tiene la impronta de lo sincrónico del cuerpo y la virtud de una diacronía de franca transformación. Pero, acaso por el mismo motivo, es que creo pertinente sintetizar con total crudeza en esta introducción la naturaleza aterradora de esta patología tan poco comprendida llamada trastorno obsesivo-compulsivo. Es necesario ofrecerle al lector el contexto más ajustado posible y, aunque de ningún modo espero que alcance para impregnar el dolor en su piel, preciso que entienda las dimensiones y las formas del dolor en la mía.

Hace aproximadamente cinco años fui diagnosticada con TOC severo. No fue sin antes haber transitado largos meses de desconcierto, desesperación y una descomunal aglomeración de síntomas que arribé al diagnóstico y a la esperanzadora oferta de un tratamiento específico. Las tareas más comunes y corrientes, aquellas que decoran y propician la funcionalidad cotidiana, se convirtieron –dramáticamente– en obstáculos aterradores. Incluso los impulsos casi tácitos que hacen posible la vida en el contexto cultural y social sufrieron la obturación propia de este trastorno: comer, dormir, tocar, caminar, abrigarme o beber dejaron de ser obviedades motrices para convertirse en preguntas pavorosas. Lo más elemental de mi voluntad al servicio de la supervivencia estaba cuestionado por el TOC. Esta patología admite una puja feroz entre el sentido común y las distorsiones cognitivas que tornean y tonifican los temores irracionales (a los que se denomina *obsesiones*). Dicha contienda inscribe un dolor extra (la enorme frustración de verme abatida por lo que yo misma considero un sinsentido) y una oportunidad (la de anclar en las zonas saludables de mi psiquismo para empujar en la línea del cuestionamiento a los pensamientos obsesivos, intentando así desarticularles el discurso desopilante, a fuerza de reforzar la confianza en el sentido común). Entonces no solo el miedo, sino también la tristeza de verme escurrida y anquilosada por ese miedo, son marcas sensibles típicas que acompañan a quienes padecemos de este trastorno. El TOC no es lo que mucha gente cree que es. Me apena tanto la confusión, el juego simpático que se ha desplegado debajo del uso inadecuado de este término. La pregunta "¿Cuál es tu TOC?" se ha convenido como invitación generalizada a compartir entre risas las anécdotas livianas de prendas separadas por color, billetes ordenados por número o prócer y cuadros insistentemente simétricos en el living. Eso no es el TOC. Me desespera la confusión. No solo porque atenta contra la legitimidad cultural de mi sufrimiento, sino porque, además, desmonta los puentes necesarios para que quienes padecen de este trastorno arriben a un diagnóstico y tratamiento. El peligro del chiste me preocupa. Sin embargo, soy optimista. Y entonces también me ilusiono con la función educadora que le pretendo a este libro, que me ha puesto a informar desde el desgarro, pero también desde las intensidades vitales de mi identidad, y me ha brindado la oportunidad de escribirme desde el dolor, pero también de la mano de la voluntad creativa con que entendí que no era posible rendirme. Me contento anticipadamente con la expectativa de que *TOCada* llegue a las manos de los desinformados y los sensibles, y de quienes estén dispuestos a deshidratar el estigma corrigiendo el uso liviano del término, y a las de los profesionales que tal vez y con suerte se entusiasmen con la posibilidad de especializarse en el tratamiento del TOC, y sobre todo y muy especialmente a las manos de quienes sufren en silencio, con la esperanza de que encuentren en el relato de mi historia no solo los recursos suficientes para orientarse hacia el diagnóstico y tratamiento, sino también el espejo necesario para confiar en que es posible recuperar los sueños, la alegría y disponerse a construir una sonrisa más recurrente.

En sus manos, *TOCada*.

Ro

Julio de 2015

Prólogo

El trastorno obsesivo-compulsivo (TOC) es una patología mental mucho más prevalente de lo que se estimaba en el pasado, que en muchos casos genera un grado importante de interferencia y sufrimiento en la vida de la persona afectada.

A diferencia de las enfermedades médicas, los trastornos mentales pueden tener presentaciones sumamente variadas. El trastorno obsesivo-compulsivo se comprende mejor como un conjunto de patologías que comparte ciertos mecanismos comunes, pero que puede presentar gran variabilidad tanto en los síntomas como en los focos de preocupación. Así, una persona puede tener temores extremos por entrar en contacto con objetos, situaciones o personas que percibe como contaminadas, o bien acumular objetos de dudosa utilidad al punto de alterar seriamente su calidad de vida, o bien albergar dudas que lo llevan a enzarzarse en corroboraciones constantes e interminables, por solo mencionar tres subtipos de TOC.

Los medios de comunicación y la psicoeducación profesional han aumentado la visibilidad del TOC, lo que ha representado un gran paso en el sentido de reducir la estigmatización de las personas afectadas. En contraste, y como señala con claridad la autora, esto también ha dado lugar a que ocasionalmente se lo trivialice y se lo confunda con la simple repetición de alguna conducta, algún exceso de prolijidad o un pequeño grado de meticulosidad.

Por mucho tiempo, para la comunidad científica resultó incomprensible el nexo entre las intrusiones mentales, el alto grado de malestar asociado con su aparición y la implementación de compulsiones y neutralizaciones que el mismo paciente, al menos de forma ocasional, reconoce como respuestas ilógicas ante esas intrusiones mentales. Hace algunas décadas, sin embargo, algunos investigadores con formación en psicología conductual propusieron diversas hipótesis que dieron lugar a intervenciones clínicas que mostraron resultados benéficos en pacientes con problemas severos. Se abrió así un horizonte de esperanza para gran cantidad de personas que padecían una patología crónica e incapacitante.

Las teorías psicopatológicas se fueron refinando con los años, y los tratamientos comenzaron a incrementar tanto su eficacia como su alcance. La investigación clínica reveló de modo inequívoco que el trastorno obsesivo-compulsivo es una patología que solo responde a tratamientos farmacológicos y psicológicos específicos. Muchas intervenciones psicológicas de uso extendido se mostraban impotentes para tratar el trastorno obsesivo-compulsivo, y en varios casos hasta perjudiciales. La creciente terapia cognitivo-conductual se enorgullecía por sus avances en el tratamiento del TOC tanto como tomaba nota de las claras limitaciones de esos primeros éxitos.

Este libro tiene varios méritos que merecen ser destacados. En primer lugar, el de ser el relato autobiográfico y sincero de alguien cuya vida se vio profundamente alterada por la instalación del TOC. Se requieren dosis elevadas de coraje y elocuencia para narrar de forma tan vívida lo que implica convivir con un trastorno obsesivo-compulsivo severo. En segundo lugar, el relato es intenso, atrapante y, seguramente, llegará al corazón de quienes sufren a diario a causa de este trastorno. También será de gran valor para los familiares, amigos y parejas de las personas afectadas. Quienes rodean al paciente son testigos de un sufrimiento que los deja perplejos y que no saben cómo paliar. Trágicamente, esta incomprensión puede llevar en ocasiones a que contribuyan sin advertirlo a su mantenimiento. *TOCada* explica con sencillez estos problemas y da pautas claras de cómo lidiar de modo constructivo con ellos.

Este volumen es también meritorio por corregir una serie de mitos y lugares comunes equivocados acerca del TOC, y lo hace de una manera clara y amena. Es lamentable –y peligroso– que muchos libros de autoayuda propongan estrategias psicológicas que pueden tener efectos desastrosos en un caso de TOC. ¿Cuántas veces hemos visto artículos de prensa o publicaciones en Facebook que nos alientan a controlar nuestros pensamientos negativos, sugiriendo que eso no solo es posible, sino que además es deseable?

Mientras escribo este prólogo, me encuentro lejos de mi país, en un evento científico en el que cientos de investigadores y clínicos nos reunimos para informarnos de los avances en la investigación de la psicopatología y el tratamiento del TOC. En este congreso se ha repetido en varias ocasiones que los profesionales de la clínica y los investigadores tenemos el deber de hacer todo lo posible por mejorar la eficacia y la eficiencia de nuestras intervenciones. También es nuestro deber diseñar políticas de salud mental que pongan los mejores tratamientos a disposición de las personas afectadas. Además debemos permitir que nuestros pacientes tengan acceso a la información acerca de sus posibilidades reales de recuperación, así como conocer con claridad qué pueden razonablemente esperar y demandar de nosotros en tanto expertos.

Son muchas las preguntas que aguardan respuesta, y es aún mucho lo que pueden –y deben– progresar nuestras intervenciones, no solo en términos de reducción de los síntomas y mantenimiento de los logros, sino en términos de restablecimiento de una calidad de vida adecuada para quienes nos consultan. *TOCada* muestra de modo equilibrado los estragos que causa un cuadro severo, pero también, de modo no menos dramático, lo que un tratamiento adecuado y un paciente comprometido pueden lograr.

Una de las ideas equivocadas acerca de las personas afectadas de TOC es que son robóticas, repetitivas y carentes de creatividad. Romina Vitale contribuye conmovedora y personalmente a desterrar esta falsa creencia con su prosa florida y apasionada. Estoy seguro de que proveerá la inspiración para que múltiples lectores encuentren un camino terapéutico a la vez personal y científico para superar las tremendas constricciones a las que puede verse sometida quien sufre de TOC.

EDUARDO KEEGAN
Septiembre de 2015

EL DIARIO

1. El borde de la bañera

1.1. El borde

Debería estar en la cama, intentando dormir un poco antes de tener que ir corriendo a una entrevista radial relacionada con mi música. Pero ir a la cama es difícil. Prefiero quedarme acá, sentada en el borde de la bañera, fumando un pucho y dilatando por todos los medios la insufrible secuencia de acciones que preceden a mi encuentro con las sábanas. Sé muy bien que padezco de TOC. Conozco los síntomas a la perfección. Los puedo describir con sorprendente detalle y gozo del privilegio de un discurso llamativamente ágil para explicar que todas y cada una de mis intrusiones[1] son tremendas boludeces. Así y todo, no puedo evitar la compulsión de llevar a cabo innumerables rituales para intentar controlarlas. Aun así me dominan, me exprimen la voluntad, vician mi aire y mancillan cualquier remota posibilidad de darle lugar a eso que –cuentan– se llama deseo. Mi TOC, mi "locura", mi patología, ¿mi identidad? A veces, últimamente, tengo miedo de que esta película extraña en que se convirtió mi vida sea –de hecho– la película de

---

1. Intrusiones: pensamientos obsesivos. Ideas repetitivas e irracionales que irrumpen en la mente y generan ansiedad.

mi vida y de que el TOC me acompañe siempre, ocupando el lugar de los proyectos y los sueños que anhelaba cumplir.

Es más fuerte que yo, pero no me resigno. En esa puja está el dolor.

No quiero dormir casi desnuda, el problema es no tengo qué ponerme. Ya casi no queda ropa que pueda usar y hace frío. Mamá me compró una frazada que se caga de risa en una bolsa porque de solo pensar en el laberíntico proceso de lavado que antecedería a mi posibilidad de usarla, parezco preferir otra escena incómoda de la vida cotidiana. ¿Por qué no puedo simplemente abrir la bolsa, desplegar esa hermosa frazada limpia y seca sobre la cama y echarme a dormir entre sonrisas agradeciendo el contacto tibio con el abrigo? ¿Por qué no puedo si entiendo lúcidamente que nada malo puede pasar? ¿Por qué se me ocurre que alguien la pudo haber comprado, usado y contaminado, luego devuelto y entonces haberla convertido en una amenaza tóxica para mí? Y más importante aún: ¿por qué se me ocurre que eso puede ser importante? En esa puja está el dolor. En el saber de la sinrazón, escribo y me doy cuenta con irónico desdén de que esta frase me suena como si ya la hubiera escrito alguna vez en algún otro relato.

Ayer descarté la que fuera mi única camiseta de manga larga.

Tengo una sola bombacha, un solo corpiño, una remera de manga corta, un suéter, dos sacos, algunos pantalones y una camperita nueva que por supuesto debo someter a lavado antibacterial. Ah, también un pantalón de pijama.

Para poder tolerar mi vida tal y como el TOC la diseña cotidianamente, tengo la teoría de que mi propio psiquismo elaboró un sistema de ahorro de energía, como tienen algunos teléfonos celulares. Pienso en esto cuando mi mejor amigo me dice "si yo padeciera lo que te pasa a vos, termino internado". Debe ser que optimizo los pocos recursos emocionales con los que actualmente cuento para no sucumbir a una tremenda depresión o terminar haciendo temporada en una clínica psiquiátrica. O debe ser que no pierdo las esperanzas y que –tal vez infantilmente– todavía creo en algunos de mis sueños como opciones posibles. Pienso que, en el fondo, los que padecemos de TOC somos gente muy fuerte; espíritus valientes, hombres y mujeres cojonudos. Eso creo. De otro modo no nos cabría en el cuerpo semejante asedio emocional. Entiendo que a los demás les resulte insoportable estar cerca de mí. Imagino que se debatirán –con permanente aturdimiento– entre responder a las constantes demandas que mis compulsiones exigen e intentar persuadirme de que los acompañe despacito a habitar de nuevo el mundo real. De lo que estoy completamente segura es de que no imaginan el espectáculo que acontece puertas adentro, cuando el cansancio y sus propias vidas les otorgan el beneficio de volver a sus casas.

En este momento estoy en una encrucijada feroz: estoy obligada, por decisión propia, a no hacer acciones rituales de superstición hasta el 16 de agosto de este año[2]. Pero una intrusión que me aterra se depositó sobre la ropa que está desinfectándose en un balde con agua y Espadol[3]. Para colmo algo hace ruido dentro del balde, multiplicando mi ansiedad y la credibilidad que mi desvencijado sentido común le otorga a este tipo de intrusiones. Una puja tensa dentro de mí cobra protagonismo comprimiéndome y alertándome sin dar tregua. ¿Qué hago? Me acerqué con la cara al balde para intentar ver u oír, buscando conscientemente que algún dato de la realidad alivie el miedo. Pero entonces se me ocurre que quizás pude haber bebido el desinfectante y no recordarlo. ¿Quién sabe cuán loca estoy? La ropa hace ruido. Tal vez sea el balde o el

---

2. Donde dice "este año" refiere al 2013.
3. Espadol: marca de desinfectante.

agua. Algo suena en el interior de este evento amenazante que es mi balde con pantalones y Espadol. Quien leyera podría decir: "¡qué pelotudez!". Pero en mi dolor me agobia el terror de haber podido pensar cosas que merezcan un castigo.

Y que ese castigo, tal vez, se pueda concretar cuando me vista con estos pantalones que hacen ruido. Estoy asustada, angustiada y cansada. Y por supuesto, como es de esperarse en estas situaciones repetitivas, sola. Una vez más quisiera poder irme a la cama, así como estoy, sucia y "contaminada". Hace rato tengo ganas de estar cómoda en la cama. Sin embargo, aquí estoy, sentada en el borde de mi bañera, reproduciendo una coreografía inevitable sobre un escenario que no quiero mío, pero construyo sin cesar.

Me duele la cola porque esto no es un asiento.

1.2. La duda

Reportándome otra vez desde el borde de la bañera. ¡Y eso que casi lo pierdo! Una intrusión de contaminación me la peleó fuerte, pero le tuve que hacer frente, considerando que –salvo el sillón frente a mi computadora– ya no quedan sitios en esta casa donde pueda sentarme.

No debiera haber escrito que esto no es un asiento. En los confines geográficos cada vez más estrechos de mi pequeño mundo esto es, decidida y desesperadamente, un asiento.

Hoy tengo frío. Y no es para menos, porque lo hace. Estaba por escribir acerca de cuánto más he sufrido el frío durante el día por llevar ropa húmeda. La poca ropa que tengo, lavada y desinfectada con rigor, no alcanzó a secarse por completo. Pero lo cierto es que interrumpí la escritura para encender un cigarrillo, que estoy por tirar ya que no estoy segura de si no cayó al piso y quizás no lo recuerde. Momento, ya vuelvo. Lo tiré y encendí otro.

No estoy totalmente segura de que este nuevo cigarrillo no haya caído al piso, pero esta vez lo fumaré.

Intrusiones de duda. Toda una categoría aparte. Como dice Fernando[4], mi terapeuta, es posible que existan en tanto y en cuanto se eleva la ansiedad respecto de las otras: las clásicas intrusiones de contaminación, y quizás, en menor medida, las de superstición y escrupulosidad. Frente a lo que no me molesta no dudo. Solo dudo si me asusta. Entonces soy capaz de hacer estallar en mil pedazos la consecución de una rutina normal como vestirme por la mañana, con el argumento de que tal vez, justo cuando estaba poniéndome la camisa, sin darme cuenta se pueda haber caído al piso y, por consiguiente, haberse vuelto inutilizable hasta nueva desinfección y lavado.

Tal y como sucedió hoy. No bastó con haber sido exhaustiva y haber terminado exhausta la madrugada anterior. El olor a Espadol es una marca indiscutida de mi atmósfera circundante. No alcanzaron los recaudos y las prevenciones. Hoy no pude usar la camisa. Luego de varias horas de lucha interna y con la ayuda desesperada de mi mejor amigo, salí a la calle con la camiseta que era mi remanso, mi calma, mi refugio, mi pijama, sabiendo que fuera del perímetro de la cama perdería inmediatamente todos esos atributos. Hoy voy a dormir con el torso desnudo otra vez.

Me sorprende la claridad y hasta erudición con las que quienes padecemos TOC relatamos nuestro padecimiento. Más de unos cuantos nos hemos convertido en cuasi especialistas del trastorno. Con relativa tristeza descubro que esta lucidez descriptiva y crítica para con nuestra patología no es más que otra de sus características

---

4. Fernando García, terapeuta cognitivo-conductual. Mi primer terapeuta especialista en TOC.

típicas. De todas maneras –y al menos–, me queda la recompensa de saber que desde esta actitud no somos muy peligrosos como disparadores de síntomas ajenos en las redes sociales. Denunciadores de nuestros propios síntomas, parecemos no hacer alianza con ellos –aunque sea desde el discurso– allí cuando nos podemos otorgar el intermitente beneficio del sentido común. Esta última conclusión también alivia una de las creencias patológicas del TOC: la de la responsabilidad excesiva. Así, entonces, cerramos el círculo mórbido de todo el relato de este párrafo, que entiendo que escribí al pedo.

En general, cuando aflojo un poco con los rituales, al contrario de lo que se podría creer, no se vuelve menos confuso mi mundo. Calculo que si, al mismo tiempo, estuviera haciendo alguna actividad ordenada y útil, las cosas serían diferentes. A falta de esto último, daría la impresión de que las tortuosas rutinas que inaugura y sostiene el TOC organizan de algún modo mi espacio. Funcionan como pequeñas anclas que se ofrecen a la tarea de dar marco, cualificar, cuantificar y dar sentido a cierto discurso lógico del sinsentido. Cuando estas anclas amenazan con soltarse, no estoy segura de quién soy. Hace un rato nomás era cuatro horas más temprano y me pregunto qué estuve haciendo. A no ser que esta pregunta también forme parte del vasto repertorio de intrusiones obsesivas y que entonces –una vez más–, cuando cede una zona, reflorece otra en el territorio de mis síntomas, podría creer que el TOC y mi identidad han decidido pegotearse y, si eventualmente toman distancia, simple y tristemente se extrañan. Sé que estuve en la compu contestando mails, mirando zapatos y ropa y no mucho más. Pero me resulta llamativo que la pregunta temerosa acerca del registro inadecuado del tiempo aparezca esta vez, cuando evité varios lavados de manos.

2. El TOC versus el deseo

Desde hace tiempo sostengo la teoría de que el deseo –en todas las dimensiones de su proceso: irrupción, reconocimiento, atención, intención de acercar(se) al objeto deseado, acciones tendientes al encuentro– tiene poderosas propiedades curativas contra el TOC. Lo descubrí en carne propia en varios niveles y momentos de mi coexistencia con este trastorno. Creo que vale la pena un recorrido por algunos ejemplos, porque si mi teoría tiene al menos alguna mínima verosimilitud, cuanto más describa el método, más posibilidades de implementación tendrá.

1. John Mayer y el TOC: hace muchos años un amigo me recomendó que escuchara a este músico estadounidense. En medio del nefasto y solitario proceso en el que me fui descubriendo encadenada a los síntomas, me puse a escuchar a John Mayer. Su voz me cantaba al oído algunas de las palabras que más se parecían al grito de dolor que mascullaba detrás de mi mordaza. Conociéndome de memoria en mi faceta constructora de fantasías obsesivas, solo podía esperar que no fuera joven y no fuera bello. Pero resultó ser ambas cosas. Y me enamoré. Para resumir el abultado anecdotario, diré que gran parte de mis canciones por venir, mis relatos y la gran mayoría de acciones creativas de las que fui capaz en mi confinamiento eran por y para él, en uso y abuso de la esperanza de ser notada por sus ojos, alguna vez. Solo poco después del inicio de mi primer tratamiento terapéutico específico para el TOC, emprendí un viaje a Nueva York junto con mi padre. De más está decir que para una paciente con el nivel severo de temores irracionales de contaminación y superstición, una ciudad atestada de gente como New York City no parecía una opción posible. De todos modos, el de-

seo de conocer a este músico que se había convertido en mi sueño de amor fue más poderoso que la evitación que exigía mi trastorno. Durante el viaje, se suscitó –por supuesto– un despliegue espeluznante de síntomas: la transición violenta del aislamiento casi total a la vastedad de una gran urbe no podía menos que suscitarlo. Sin embargo, me arrastré con todo y pánico hacia la puerta de su departamento, inundada de ilusión. No lo encontré. Pero aquel viaje constituye un emblema de mi teoría del valor de los deseos potentes como herramientas emocionales auxiliares en el tratamiento.

2. El escenario: cuando canto sobre un escenario, el TOC prácticamente desaparece. Claro que los límites de un espacio tal podrían conferir cierta ilusión de resguardo, difícil de obtener afuera. Pero mi experiencia de supresión de síntomas excede esa obviedad. Sobre el escenario me acontece una intensidad sensible que solo tiene accesos moderados en algunas otras escenas, pero que claramente en ningún otro lado se manifiesta de tal modo. Incluso, el espectador puede verme a veces arrodillada en el piso y contactando con objetos que a criterio de mi trastorno serían cuasi letales en casi cualquier otro contexto: pies de micrófono desconocidos, suelos, cables "sucios", etc. El contacto con mi cuerpo también se modifica. Soy capaz de frotar mis manos contra la piel de mis piernas, rasgarme la ropa, y rara vez advierto o me preocupo por los contactos excesivos conmigo misma o los objetos del escenario. La intensidad expresiva excede las demandas del TOC de modo casi automático, tal y como si se activara un motor diferente, más potente y ruidoso, dejando atrás la otrora ágil locomoción intrusiva y compulsiva del trastorno.

El deseo como irrupción es la contrapartida espasmódica del pensamiento como intrusión (TOC). Y en todo caso se corresponde con lo que "preferimos" como sujetos –en el territorio de la identidad–, a diferencia del curso relativamente "ajeno" –y notoriamente repetitivo entre pacientes– de los síntomas como "decisiones". Este es el postulado, muy sintético y en líneas generales.

3. No hay problema con la mugre

Mi casa es un quilombo. La sin-lógica del TOC indica terror a los gérmenes y bacterias, pero habitar ambientes estallados de mugre. Hace un ratito encontré la respuesta a esta dicotomía en un foro: varias personas con TOC compartían la incongruencia de sus temores de contaminación con la aparente paradoja de sus viviendas mugrientas hasta que alguien dijo: "Me aterran los gérmenes, pero está todo bien con la mugre". Rápidamente otros lanzaron sus mensajes de apoyo e, identificados, aprobaron la premisa. No hay problema con la suciedad, el problema es otro. De todo modos, para profundizar en este punto cabe aclarar, por si no cae de maduro, que una de las grandes dificultades es tocar o volver a tocar lo que está "contaminado" o lo que se ha caído al piso, lo que las manos podrían "contagiar" al resto del cuerpo o a otros objetos si tomaran contacto con aquello tan temido. Entonces mi casa es un caos. La fantasía de pisos y paredes limpios, azulejos libres de hongos o inodoros sin sarro es recurrente: se me ocurre que si hubiera orden y los ambientes de casa relucieran, no habría demasiadas razones para tanta compulsión de higiene. Pero independientemente de que esto no es así porque cualquier mínima presunción de contaminación dispararía rituales de limpieza y desinfección, lo concreto es que no puedo tolerar limpiar aquello que me resulta contaminado. Como en un círculo patéticamente vicioso: cuanta más suciedad, más ansiedad, más dificultad para tomar contacto con las superficies y –por supuesto– más y más frustración.

Si una persona "normal" limpia regularmente su casa, es muy probable que esté expuesta a muchísimos menos gérmenes y bacterias que yo. Esto me angustia en dos sentidos: en la línea de mi patología me resulta irónico que el mecanismo sea tan fallido. En la línea del sentido común entiendo que es fallido porque no tiene la menor importancia –en términos de supuesta contaminación– si la casa del vecino está más limpia que la mía. La diferencia reside, se me ocurre, en la curiosa sospecha de que el vecino debe estar a esta misma hora de la madrugada posiblemente durmiendo cómodo en su cama más o menos limpia, más o menos tendida, después de haber hecho el amor con su chica más o menos bañada, más o menos amada, para despertarse a la mañana y ponerse unas pantuflas más o menos viejas, la ropa de ayer sin lavar, y salir a la calle sin haberse hecho una sola pregunta acerca de cuán contaminante pudo haber sido la secuencia de sus acciones hogareñas.

Mientras tanto, del otro lado de la medianera estoy yo, sentada una vez más en el borde de la bañera con las zapatillas contaminadas puestas y apoyadas sobre un piso regado de cenizas de cigarrillo, objetos tirados y un tremendo olor a Espadol que ya no percibo, pero casi aseguro cierto.

Recuerdo que hubo un tiempo, no tan lejano, en el que incluso llegué a defecar en la bañera por no tomar contacto con el asqueroso inodoro lleno de sarro y manchas marrones que no me atrevía a limpiar. Con papel recogía el excremento y lo depositaba en bolsas de residuos que acopiaba en mi habitación. No podía tirarlas porque temía que el olor que emanaban correspondiera a posibles cadáveres de gente o animales que por alguna razón yacían en las bolsas. Las intrusiones de dañar a terceros combinadas con las de duda y alimentadas por el producto de las compulsiones de higiene convertían mi habitación en un basural grotesco e incomprensible. Recuerdo incluso haber revisado con mis manos una o más bolsas, alguna vez también ante la presencia de mi terapeuta, para corroborar que –en efecto– no había cadáveres, sino –lisa y llanamente, alarmante y tristemente– caca.

No se cómo limpiar el inodoro. No puedo usar químicos y dudo que esa costra vaya a salir de otro modo. En realidad quiero mudarme. Fantaseo con una casa nueva, limpia e impoluta en la que celebrar la asepsia descalza y a los gritos, obligar a los visitantes a quitarse los zapatos y no usar jamás el baño y, finalmente, un rato después, encontrar en algún objeto, razón o circunstancia el argumento necesario para que el TOC decida que esa casa ya no es apta y entonces teñir de ansiedad todas las paredes, las ventanas, los pisos y el bienestar... una vez más. La trampa es casi perfecta. La esperanza está en el casi, en su falla, en la voluntad y la lucidez que existe, sin excepción, en los huecos vacantes que de tanto en tanto deja la ansiedad para que nuestra identidad los habite con algo diferente y más saludable.

4. ¿Y mirá si...?

Esta es de esas noches en las que me siento "rara". A veces sucede durante el día o en cualquier horario. Se trata de una sensación muy particular de temor a que "las cosas hayan cambiado". Y cuando digo las cosas, me refiero a las cosas en mí. Como parece tratarse de una sensación que antecede a cualquier pensamiento, las alarmas se multiplican y la angustia también. ¿Existen las intrusiones en forma de sensaciones? Desde este territorio sensitivo la duda cobra carácter invasivo: puedo pensar que es posible haber hecho cosas dañinas para mí o terceros y no recordarlo. Fuera del ámbito de esta sensación, cuento con el beneficio consciente de saberme una buena persona, lo cual contribuye a mitigar el efecto de las intrusiones de duda en cuanto la ansiedad comienza a disminuir. Pero presa de la "rareza", fantaseo con la idea de escisión y entonces no me atrevo a la certeza de saberme sin impulsos dementes. Retorna la vieja y siempre servicial aliada discursiva del TOC: la insistente pregunta ¿y mirá si...?

¿Mirá si estoy loca y esta sensación es el resabio consciente de la emocionalidad de mi yo "demente" filtrada en mi yo más "normal" luego de que este último reprimiera las cosas horribles que el primero pudo haber perpetrado? Una parte mía –presuntamente la que permite que mi existencia siga implantada de algún modo en el mundo real– sabe que aquello no es así; intuye que solo se trata de otra intrusión –quizá una más compleja– y que el tratamiento debe ser el mismo que el empleado con cualquier otra intrusión corriente: desestimarla.

Cuando me siento rara, muchas veces intento repasar compulsivamente la secuencia de acciones realizadas desde un rato antes de sentirme rara, y en adelante. La confianza en mi registro se vuelve casi nula y puedo sentir "la locura" rascando el hombro de mi identidad.

Por ejemplo, recién bajé a buscar los puchos y el capuchino frío en sachet. Los sostuve con una mano sobre mi cabeza para asegurarme de que no cayeran al piso durante el trayecto hacia la escalera de vuelta a mi habitación. Ninguna acción preventiva sirvió en lo más mínimo: no logro saber si no pasó algo distinto. No logro "sentir" que lo que recuerdo es lo que en realidad sucedió. Repaso y me angustio: no recuerdo si llevé el iPad abajo cuando fui a buscar estos objetos. Calculo que sí, pero no hay certeza. ¿Por qué no la hay?, ¿recordaría este detalle una persona normal? Debo anclar en algún recuerdo para tranquilizarme: saludé a uno de mis gatos cuando bajé. Me alivia esta ancla, pero no es suficiente. ¿Debería tomar el capuchino? Evitar la evitación: ¿ayudaría a reforzar la confianza en mi registro? Y por último: ¿importa algo de todo esto?

Me incomoda que esté casi segura de que la primera oración de este párrafo fue escrita antes de bajar y lo siguiente una vez de vuelta en mi baño. La contradicción entre la continuidad del relato y la ruptura de la confianza en el flujo de acciones sucesivas me molesta. El párrafo hace de cuenta que la misma persona –en total coherencia discursiva– empezó a contar algo, llevó a cabo una pequeña e insignificante acción como buscar un par de objetos y sin perder el hilo continuó con el relato en perfecta congruencia, unos instantes después. ¿Tendrá razón el párrafo? ¿Quién lo escribió? ¿Y qué tal si lo escribí yo, la misma que fui hoy a la tarde merendando con mi mejor amigo, un rato luego visitando a mi papá, un poco más tarde comiendo en Palermo, hace un rato largo subiendo la térmica porque se había cortado la luz, hace un rato más corto comiendo galletitas de limón, hace instantes buscando el capuchino y los puchos, cada tanto en el medio jugando al *Candy Crush* y ahora mismo tipeando mis ansiedades en mi iPad?

Días difíciles. No sé cuánto más difícil podría ponerse la odisea de mi TOC. Hoy tuve una entrevista casi "obligada" con el psiquiatra de la fundación a la que pertenece mi terapeuta. Me he rehusado a la medicación sistemáticamente desde que he empezado este tratamiento de terapia cognitivo-conductual. Pero debí hacer la concesión de la consulta con el médico luego del pico que mostró mi crisis en los últimos días. El viernes pasado Fernando sugirió la posibilidad de una internación para mí. Así como se lee. Hasta donde el recuerdo me confirma, es la primera vez que verbaliza una opción semejante. Creo que lo impresionó la escena de verme casi desnuda en la cama, ya muy avanzada la tarde, sin opciones de herramientas visibles para poder salir de la parálisis emocional con la que argumentaba que la ropa estaba muy contaminada como para ser usada.

5. Los ruidos. Y las cosas vistas

Los ruidos. Y las cosas vistas. Todo un capítulo aparte. Sin llegar a ser alucinaciones o delirios, las intrusiones que a veces pesan sobre ruidos o cosas vistas pueden ser muy realistas. Sin ir más lejos, hace un rato tomaba un capuchino frío y escuché un ruido como de cigarro apagándose en el agua. Me pareció que podía provenir de mi capuchino, entonces escupí inmediatamente el líquido que había en mi boca. La ansiedad creció indicando la posibilidad de que algo "malo" pudiera haber entrado en mí a través de la "extraña" bebida. Con angustia esperé que la sensación de que "algo cambió" se instalara en mi mente. No lo conseguí, pero a cambio sobrevino una tensión que antecede a cada movimiento, mecanismo a través del cual se *testea* mi comportamiento para evaluar cuán ajeno o raro se siente. A veces un pelo en mi cabeza baila delante de mis ojos, pero me sorprende sin saberlo pelo para intuirlo evento sobrenatural. Veo una sombra, un dibujo danzante ante mis ojos, algo esquivo, algo difuso, y me asusto enormemente. Imagino que los mecanismos de alerta tan amplificados en el TOC no pueden menos que proferir –*a priori*– la interpretación más escandalosamente absurda posible. Entiendo que no son delirios, sino efectos de antelación de las megaalertas. Aun así, molestan tanto como cualquier otra clásica intrusión.

La ropa esta reposando en Espadol. Me esperan largas horas de lavado antes de poder ir a dormir.

La semana intensiva de EPR[5] está dando sus frutos. Siento la necesidad de remarcar, repetir, reconfirmar y resaltar que la técnica de Exposición y Prevención de Respuesta funciona muy bien para el TOC. Cuanto más intensa mejor. No solo se trata de evitar las compulsiones y lentamente intentar desmantelar intrusiones y hacer –al menos– temblar las creencias erróneas, sino que también sucede un reaprendizaje de conductas y rutinas. Con el tiempo, los efectos de la EPR ayudan a reconfigurar nuestros espacios, a intentar nuevos modos de habitar nuestras casas y nuestros vínculos. Durante el trabajo parezco acontecer como en una secuencia de capullos: la capa más externa corresponde a un adulto raro, temeroso e incómodo; una vez rasgada esa primera instancia, aparece una nena cuyos recursos limitados intentan con esfuerzo tomar contacto y tomar acción, debajo de la cual –asumo– se encuentra un adulto corregido, reconfigurado, quizás reencontrado o develado por primera vez, no porque no existiera, sino porque yacía *muteado* o disfónico por las otras dos instancias. Las telas se rasgan, pero no se remueven. Por momentos las saludables heridas se cierran y vuelve a primar la visibilidad de la carcasa exterior. A eso llamaría yo las recaídas. La EPR nos acostumbra a desvestirnos cuidadosamente para habituarnos a ver en el espejo los rasgos desnudos y bellos de nuestra identidad, más allá del síntoma.

Acabo de dejar subir a uno de mis gatos a la cama. También llamé a su hermano para que viniera, pero aún no quiso subir. Esta situación me estresa sobremanera. La ansiedad se eleva y las intrusiones de contaminación se multiplican, se suceden y encadenan copiosamente. Está claro que no voy a dormir desnuda con

---

5. EPR: Exposición y Prevención de Respuesta. Técnica terapéutica desarrollada por la escuela cognitivo-conductual, especialmente efectiva en el tratamiento del trastorno obsesivo-compulsivo.

los gatos en mi cama, aunque tampoco deseo acostarme con esta camiseta, la misma que alguna vez supo ser pijama, pero luego de haber visitado un sanatorio perdió por completo ese estatuto. Por supuesto fue desinfectada y lavada luego... pero ¿cómo tolerar dormir, perder el conocimiento con ella sobre mi cuerpo, a merced del terror a quién sabe cuáles consecuencias? Estos temores combinan miedos de contagio, contaminación y superstición. No me atrevo a acostarme con esta camiseta... entonces ¿qué hago?

Ahora que son casi las 10 de la noche del día que hace unas cuantas horas me tenía con la ansiedad a tope intentando alguna forma posible de irme a dormir, puedo decir que lo logré. Con enorme dificultad, pero dormí −varias horas− con los gatos y con frío; con el agotamiento y quién sabe quizás cierta amargura inherentes a quien no puede disponerse a la cama y el abrigo de un modo normal y mucho menos placentero. Pero en el marco impresionante de esta batalla, considero este evento como una victoria. Recuerdo haber hecho esfuerzos inusitados por decidir cuál de todas las prendas tenía en su etiqueta una intrusión menos perturbadora. No lograba decidirme. Me vestí y desvestí con casi todas las opciones, combatiendo el cansancio, pues no podía permitirme el sueño cubierta con una prenda "inadecuada".

La teoría del Bocha (mi mejor amigo) se confirma otra vez: cuando ceden las intrusiones de superstición, aumentan las de contaminación y viceversa. Las sesiones de EPR resultaron muy beneficiosas. Tanto, que logro sentirme más holgada dentro de mi casa. Las tareas siguen siendo costosas, pero bastante más ágiles. Mi cabeza se dividió en dos con toda claridad: el equipo TOC interpreta el mundo a su vieja usanza, mientras que el grupete del sentido común entiende que limpiarse la cola después de defecar no requiere más esfuerzo intelectual que el de tomar el paño húmedo y frotarlo por la piel. Casi había olvidado el color de ojos y el brillo de pupilas de esta persona que soy cuando no estoy en pánico. Casi había olvidado que era posible no mirar el mundo con el único y rígido traductor de texto que inaugura y exige mi patología.

Sin embargo, por contraste, por compensación, y por no decir que se trata de un equilibro, la hipocondría y las intrusiones de superstición han vuelto a protagonizar mis pensamientos. Los ruidos, las prendas, las formas geométricas o dibujos que pueden estar en el diseño de la ropa, las letras o palabras que podrían contener mensajes encriptados, todo es amenaza. Temo haber "visto" a las cosas moverse por su cuenta, los ruidos del agua me asustan y desconfío de muchos objetos. La única –y no por eso pequeña– ventaja en este caso es que no realizo las compulsiones que el TOC me compele a llevar a cabo, al menos hasta que se cumpla el plazo que me comprometí a respetar, sin rituales de superstición de acción.

Se me ocurre una analogía: la idea de que en mi cerebro habría dos tanques de agua caliente conectados por un caño. Cuando no me llega agua al tanque de la superstición, es porque el otro tanque, el de la contaminación, rebalsa. El suelo estaría en lento y constante movimiento, provocando que la inclinación vierta el agua, alternativamente, hacia uno u otro tanque. La duda es el aditivo más adecuado para el agua contaminada y la hipocondría, el complemento ideal para el tanque supersticioso. Aunque a veces estos aditivos pueden intercambiarse o mezclarse.

6. El cambio

Hace varios días que no escribo. Hoy es 5 de agosto y lo último escrito es del 21 de julio. Pasó mucho tiempo, casi 15 días, y me angustia.

Fundamentalmente porque me aterran los cambios, el desajuste de las rutinas, la transgresión de las repeticiones. Me pregunto: ¿qué habrá pasado en estos 15 días?, ¿habrá ocurrido algo que no recuerdo?, ¿qué fue lo que cambió si es que algo cambió? Uno de mis grandes temores: ¿y qué tal si algo cambió...? En mis fantasías, el cambio es desidentidad, misterio, lo no recordado, la amenaza de no saberme más. En cambio, la repetición es adhesión, coherencia y memoria. Interesante...

Esto me lleva directamente al capítulo de hoy. Y ya que estamos lo voy a llamar así: el cambio.

Debo haber mencionado ya aquello de mi insistencia en demandar a mi entorno que me procure estímulos para distraer al TOC. En mi discurso aludía a la teoría que explica que en cuanto se activa el deseo, el *quantum* de energía psíquica disponible se redistribuye, y la operatoria patológica cede en favor del empuje deseante. Eros y las endorfinas (y/o la dopamina) toman el mando y el TOC se debilita, al menos por el momento. Finalmente llegó la oportunidad de probar la efectividad y verosimilitud de mi teoría: mi tan ansiado viaje a Los Ángeles está por suceder. Apenas se compraron los pasajes, todavía no era claro el efecto del proyecto sobre los síntomas. Mi recaída aún estaba a flor de piel y la decisión de encarar un tratamiento intensivo de EPR con Fernando recién comenzaba a estructurarse en tarea. Pero hoy estoy distinta. Un proceso paulatino de acomodamiento a esta nueva realidad se fue desplegando. Poco a poco opero sobre la realidad, aventurándome a tareas parecidas a algunas de las que llevan a cabo las personas normales. El cuerpo y la mente se reacomodan. A veces, tras las sesiones de EPR, me siento muy rara y por supuesto me asusto. El otro día le comentaba a Fernando que quizás tras la exposición, la química y/o la electricidad cerebral cambien, como si se acomodara algún "caramelo del tarro" produciendo sensación de extrañeza.

Frente a mis nuevos preparativos del viaje, la sensación es aún más masiva e involuntaria. Pero, entonces, extraño a mi TOC. Así de terrible y peligroso como suena. No extraño la ansiedad interminable y la desesperación. Echo de menos la geometría casi perfecta de los rituales y las repeticiones; el equilibrio cruento. No es que no haya intrusiones, tampoco he dejado completamente de lavarme las manos; de hecho en este mismo momento me angustio porque mis piernas tocaron un balde que –se me ocurrió– podía tener radiación. Pero el tiempo-espacio de la preocupación y el ritual es diferente. La intensidad detenedora de la emoción es menor. El deseo se lleva puesto el equilibrio e inaugura otras prioridades en el pensamiento y en la acción. Qué difícil complacer todos los impulsos, los saludables y los otros, para no sucumbir en profundo malestar y confusión.

Se inaugura también la pregunta: ¿habré hecho las cosas bien? En estos días de reducción de síntomas: ¿cómo saber si fui cuidadosa y prudente cuando los recursos de evitación y alerta estuvieron algo dormitados?

Sin embargo, en honor a la verdad, debo confesar que me siento mejor. El bienestar llega y acontece casi sin texto. Y solo quienes experimentamos un estado de terror y tensión casi constante podemos registrar la enormidad de una pequeña e intermitente sensación de bienestar...

7. Volver a volver

Hoy es 13 de febrero de 2014. Han pasado algo más de seis meses desde la última fecha escrita en este texto. Asumo entonces que ese es el tiempo que debe haber pasado desde la última vez que escribí en él.

Aquel viaje a California aconteció, terminó, regresé a Buenos Aires y luego volví a volver. Escribo desde mi Casita Feliz en Los Feliz, Los Ángeles, California.

Volver a volver: ese era el lema, la meta, el gran objetivo. Porque durante aquel viaje se asomaron algunos de mis recursos, una pizca indiscutida de aquella otra cosa que aparentemente existe en mi comportamiento cuando no está comandado por el TOC. La mujer adulta e independiente sería mucho decir, pero definitivamente la antesala adolescente y curiosa de la posibilidad remota de esa mujer. Los tres meses en Buenos Aires me sumieron en el viejo y denso caldo de mis síntomas, tal y como lo había anticipado. Una recaída feroz me vio resecar esos noveles recursos bajo esa lupa de distorsiones cognitivas con la que aún continúo mirando la vida. ¿La situación general? Mi casa intocable, inhabitable, inabordable y despojada de cualquier construcción posible de bienestar. Mi psiquismo perdiendo en forma paulatina su sostén emocional hasta ponerse, por momentos, al borde del colapso. Diagnóstico de desnutrición, mis padres llevándome del bar a la casa y de la casa al bar o al restaurante. El marco terapéutico algo desarticulado, la música extraviada y lejos (salvo por algunos shows esporádicos y renovadores) y el pánico, otra vez, leyéndome los textos y posproduciendo las imágenes. Volver a volver se había convertido en un hilo desvencijado y casi desprovisto de razones descriptibles, pero decidí aferrarme a él sin cuestionarlo. El 22 de enero y cargando un bolso dentro del cual había únicamente otro bolso y un tubo de Lysoform[6] y lo mínimo necesario para viajar en un bolsillo, me subí a un avión apretando la mano de Lía, la ex mujer de mi padre y una de las personas que más me sostienen en esta aventura, y volví a volver.

---

6. Lysoform: marca de desinfectante.

8. Mollanito

Mollanito. Así me bautizó Vicky casi instantáneamente luego de verme enfundada en un vestido color cremita y toparse con mi cara desencajada a punto del abrazo que ambas queríamos volver a darnos. La recibí en el jardín de mi Casita Feliz. Era jueves, igual que hoy, justo hace tres semanas. Yo sabía, y ella no, cuánto más carente y vulnerable me sentía y cuánto más espectacularmente dispuestos en mi comportamiento estaban los síntomas del TOC respecto de la última vez que nos habíamos visto.

Pero esta agudización de mi dolor psíquico me sorprendió, eventualmente, a mí también. (Escribo mientras una intrusión circula bulliciosa en mi cabeza: usé para comer una cuchara de la casa, la misma que mi terapeuta me pidió que lleve a todas partes conmigo, para ir habituándome a ella. Me pregunto si en esas travesías con la cuchara podría haberse contaminado con algo peligroso. Sé que es una intrusión e incluso estoy casi segura de que anoche la usé para comer también). Los primeros días de mi estadía en esta ciudad fueron una balanza muy precisa del peso que mi trastorno tiene cuando es contrastado con el mundo real; cuando es sopesado con el comportamiento "normal" de la gente; cuando se hace preciso circular en escenarios cotidianos.

Podría comparar la situación con el efecto imaginable que un cuerpo muy frío experimentaría si fuera acechado por el calor del sol de verano cada vez que intentase moverse. Un ardor insoportable es garantía ante cualquier pequeña acción y no es posible refugiarse en la sombra. La quietud es tortura y el movimiento también. No hay escapatoria posible al dolor.

De todas las compulsiones, una de las más recurrentes en mi caso es la evitación. Existe un momento muy preciso y muy particular de confluencia entre la tentación cansina de evitar y la información del sentido común tironeando hacia la soltura y el movimiento. Dos fuerzas muy diametralmente opuestas se disputan un premio muy preciado y en esa puja feroz parezco quedar detenida en el espacio y el tiempo con tanta intensidad que hasta respirar podría dificultarse.

Por ejemplo, en este momento puntual estoy experimentando una sensación que bien podría describir esa pelea: recogí los papeles del piso del baño, levanté la caca del piso de la ducha (en California, no defeco ni hago pis en el inodoro), cambié la bolsa del tacho de basura del baño. Conocía los riesgos emocionales que correría si me disponía a esa tarea, pero en lugar de evitarla, decidí llevarla a cabo. Tal y como lo predije, terminé angustiada. ¿Y qué tal si mi suéter tocó el inodoro? ¿Y mirá si en cambio –o además– tocó el tacho de basura? Y el piso, ¿mirá si toqué el piso con el suéter de algún modo? O peor y más lejos aún: ¿qué tal si luego de hacer toda esa tarea en contacto con horribles y peligrosos presuntos gérmenes, virus y bacterias, no me lavé las manos y estoy contaminando la computadora con mis dedos sucios? Intrusiones de contaminación combinadas con intrusiones de duda: una mezcla explosiva de la cual bebo una y otra vez hasta atragantarme. En tiempos peores, es muy posible que hubiera puesto el suéter inmediatamente a lavar luego de rociarlo con cantidades generosas de Lysoform. El ritual, en mi caso, no me premia con dosis colmadas de alivio. A mí me frustra, me devasta, me hace mierda. La compulsión me viste de fracaso. Esta vez no puse el suéter a lavar. De hecho lo tengo puesto aunque mi ansiedad vibre y titile y lance colores y ruidos como la sirena de un autobomba. Tampoco me volví a lavar las manos desde que me asaltó la duda de lavado.

¿Y qué si no pasa algo malo? ¿Y qué si no importa si me lavé o no, o si mi suéter tocó el tacho de basura, el piso o el inodoro? ¿Y qué si lo único importante de estos minutos que pasaron es el tibio e incipiente bienestar que experimenté cuando recostada en el sillón me quedé mirando la guirnalda con luces de la otra casa por la ventana? No. Acabo de relajarme a tal punto que apoyé mi mano en mi boca. Peligro. ¿Y qué si no me lavé las manos?...

Luego de evitar la compulsión acontece el verdadero alivio, la algarabía y la esperanza. Me corrijo: luego de evitar la compulsión (probablemente a regañadientes) y de tolerar el espectáculo conductual que me ofrece la ansiedad, cuando el texto del pánico cede, aunque sea un poco, es posible ver el sol.

Parece que a la gente con TOC nos encanta escribir libros. Se me ocurre que existen varios facilitadores que abonan esta tendencia. Por un lado, la terapia escrita, que, incluso, se utiliza como herramienta en algunos marcos terapéuticos, parece tener algún efecto aliviador. Pero es necesario destacar las distintas aristas de este efecto para entender cuándo es verdaderamente terapéutico y cuándo es decididamente contraproducente: escribir las obsesiones funciona como un diario minucioso de alertas. Escribir compulsiones suele hacer las veces de autorreaseguro[7]. En estos dos casos escribir es una nueva compulsión.

En el segundo, puntualmente, es algo así como la compulsión sobre la compulsión. Escribir, hablar o pensar acerca de las obsesiones y las compulsiones, tomando cierta distancia de ellas y en tono crítico, es una de las herramientas más importantes con las que contamos quienes padecemos de TOC para reafirmarnos en el suelo del sentido común y la salud. Irónica y afortunadamente, la visión crítica sobre nuestras obsesiones y compulsiones es una

---

7. El pedido de reaseguro es una de las compulsiones clásicas en el TOC. El paciente exige que le aseguren que "todo está bien", que no ha pasado "algo malo". El paciente pregunta de manera reiterativa si ha hecho algo malo o no, si va a pasar algo malo o no, etc.

característica típica de nuestro trastorno y un rasgo del cual los terapeutas se valen en el diseño y ejecución de las técnicas y estrategias del tratamiento.

Por otro lado, parece existir una especie de urgencia intelectual-creativa, ya sea para descargar textos obsesivo-compulsivos o en el acceso a los otros textos que suelen estar *muteados* por lo repetitivo de los relatos sintomatológicos.

Por todo eso nos encanta escribir. Hay libros autobiográficos de gente con TOC por doquier. Y estimo que el mío será uno más del vasto repertorio.

Escribir (o escribirnos) funciona como una especie de metamarco, que nos permite acomodar visualmente en una misma mesa la "locura" (el marco organizativo que provee el trastorno) y la salud (el marco organizativo que provee el sentido común), para cotejarlas en el mismo plano y sobrerrelevar ordenadamente lo que haga falta, sin perder rastro del proceso.

Hace unos días Kevin (mi nuevo terapeuta) me pidió que escribiera una lista de los objetos de la casa que me daban miedo. Así lo hice. Aparentemente casi todo me da miedo: las canillas, los picaportes, los sillones, las mesas, las sillas, el suelo, las alfombras, las cerraduras de las ventanas, el horno microondas, la cafetera nueva, los cajones y las alacenas y la lista continúa. A pesar de mi actitud casi siempre autocrítica respecto a las manifestaciones de mi TOC, me doy cuenta de qué modo he naturalizado las compulsiones vinculadas con la habitabilidad de las casas. Hasta mi cuerpo parece haber acomodado su gestualidad, la musculatura, las poses y los modos motrices de acceso a lo mínimo necesario para subsistir física y emocionalmente. En un momento de la sesión me dieron ganas de fumar un puchito. Entonces aproveché e improvisé un ejercicio que le propuse: ¿qué tal si voy a la cocina y luego abro la puerta de entrada, agarro un cigarrillo y me lo fumo como lo haría una persona normal? Entusiasmada por el pucho inminente y por la pequeña escena que estaba por montar, me lancé de inmediato al experimento conductual. Justamente porque el objetivo no consistía en la recolección obsesiva de datos, no recuerdo con exactitud qué cosas toqué, tomé o modifiqué en el camino. Sí recuerdo haberme apoyado en la mesada de la barra, haber caminado hacia la puerta, haber agarrado un pucho, haberlo encendido y haberme sentado en un escalón del porche a fumarlo. Y lo que en definitiva caló en mi memoria con más intensidad fueron las sensaciones físicas y la modificación en el registro del tiempo: caminar, mirar, tocar, acceder, ordenar visualmente, todo era distinto. Unos pocos segundos separaron el inicio del ejercicio de la conclusión, allí sentada en el porche. En lo cotidiano, esa misma tarea me habría llevado mucho más tiempo en minucioso despliegue de una rígida e incómoda coreografía a la que me he forzado con llamativa tolerancia. Ir hacia mi cigarrillo como una persona "normal" se parecía un poco a volar. El aire fluía cómodo en roce con los bordes de mi ropa. Delante de mí y a mis costados, incluso detrás, el aire, el espacio posible para moverse. Ninguna cadena imaginaria, ningún montículo de escombro o de pequeñas piezas geométricas ni carteles luminosos anunciando los huecos por dónde pisar. Fue revelador. En caso de que fuera posible estandarizar un comportamiento general basado en ese pequeño ejercicio, se suscitaría un problema puntual. El enorme paquete de tiempo libre cotidiano impactaría como un signo de pregunta. Un enorme e intimidante signo de pregunta inaugurando una nueva responsabilidad para mí: intentar responderlo alineándome con mis deseos y mis sueños.

Y para ese intento de respuesta se me ocurren dos caminos: o me dejo asediar por las preguntas que debieran ser la materia prima con que aclarar el formato de los pasos a seguir para arribar a esos sueños y deseos o me confecciono un sistema *a la* TCC[8] que compela a anteponer la acción a la especulación acerca de la predictibilidad de sus resultados.

9. Las nuevas herramientas emocionales

Hoy es 28 de febrero y continúo en la ciudad de Los Ángeles. Está lloviendo y una polilla gigante descansa en una de las paredes del porche de mi casa. Estimo que allí continúa: en el último largo rato no me atreví a abrir por completo la puerta. Me gusta ver el cielo y el paisaje general desde mi ventana mientras escribo. La categoría conceptual "pequeños placeres" toma dimensiones espectaculares en la vida cotidiana de quienes padecemos de TOC, ya que habitualmente carecemos de recursos para procurarnos escenas que los propicien. Mirar por la ventana mientras escribo tiene las características potenciales de un pequeño placer, solo que su plenitud se ve ensombrecida por dos cuestiones: mi dificultad para tolerar saberme capaz de gestionar y habitar un pequeño placer y las incursiones ideativas y motrices de los síntomas de mi trastorno. Aun así, me doy por satisfecha con la potencialidad del placer o quizás se trate del placer mismo, solo que todavía soy incapaz de admitirme en disfrute.

Estuve dedicando mucho tiempo y atención a mi tratamiento intensivo. Tuve unas cuantas sesiones con Kevin, que incluyeron charlas y sobre todo exposiciones. Hemos tocado varios tachos de basura en el paseo de compras "Americana At Brand" de Glendale, para luego tocarme la cara y tocar objetos sin haberme lavado las manos; he atravesado lentamente lugares temidos, comprado en el

---

8. TCC: terapia cognitivo-conductual.

supermercado tomando solo el primer objeto de cada ítem elegido; he tirado la basura en los *containers* –y para ello los he tocado–, he tomado taxis, visitado la galería sin acompañantes, he cocinado, tocado el picaporte y luego la computadora sin mediar un lavado de manos. Me he esforzado. He aprendido la importancia de desafiar los pensamientos aunque aún no haya alcanzado gran éxito en esa tarea. Sé que todavía hay mucho por hacer. No puedo descansar en las mejorías logradas. El TOC aprovecha todas y cada una de las oportunidades y disponibilidades para confundirme, asustarme y frustrar mi camino hacia el logro de mis sueños.

Ahora conozco unas cuantas herramientas concretas para estrecharle el espacio de paso al TOC en las incontables situaciones cotidianas en las que pretende hacer su aparición. Por supuesto que, a esta altura, el TOC ya se ha mezclado con mi personalidad y además soy consciente de que, siendo un trastorno crónico, hay una lectura general del contexto e incluso de lo interno (sensaciones, emociones, percepciones) que siempre estará comentada por sus consideraciones irracionales. Pero entiendo que aquí no solo importa la habituación a nuevas conductas aprendidas a través del tratamiento de TCC, sino también la tranquilidad y entusiasmo de saberse en potestad de las herramientas cognitivas y conductuales efectivas para hacerle frente al TOC: poder volver a un artículo leído, recordar frases emblemáticas inspiradoras e incluso comandantes de muchas conductas terapéuticas concretas. Me gustaría repasar algunas de esas frases maravillosas y tan útiles y compartirlas aquí:

- *Aprender a estar dispuesto a tomar el riesgo.* La vida misma implica riesgo. No es posible contar con la certeza absoluta de que todo va a estar bien. Aun así, vale la pena moverse. No hay modo de alcanzar objetivos, sueños, relaciones e incluso objetos sin ir hacia ellos. En ese ir, existe riesgo. Quienes padecemos de TOC tenemos problemas para entender la diferencia entre probabilidad y posibilidad y también tenemos enormes dificultades para tolerar la incertidumbre. Que algo sea posible no significa que sea probable. Esto debiera alcanzar para deslizarse con más foco en el objetivo que en el pánico a los riesgos: la mayoría de las veces, muchos de estos riesgos son posibles pero no probables. Por otra parte, este trastorno nos fuerza a sobreestimar esos riesgos y peligros y sobreenfocarnos en pensamientos irracionales, debido a la serie de errores cognitivos que se manifiestan. Pero como aun con TOC y todo tenemos una corteza frontal, es posible tomar esa frase como un maravilloso desafío. Cuantas más exposiciones terapéuticas seamos capaces de llevar adelante, mayor podrá ser nuestra adhesión a la idea de tomar el riesgo. Sí, casi como un enunciado inspirador y maravilloso; como un esperanzador acercamiento al viento en la cara.

- *No creas todo lo que pensás.* (A partir de aquí, el siguiente párrafo fue agregado el 17 de junio de 2015). No sos tus pensamientos, tus sentimientos ni tu cerebro. Estos enunciados tan importantes circulaban de un modo u otro en el discurso de mi terapeuta, en los artículos que me enviaba y seguramente también formaban parte nodal de lo que había que aprender para intentar corregir las distorsiones cognitivas. Fue muy importante para mí contar con estas consignas. Aprender a desidentificarme de los pensamientos y de la fantasía de probabilidad; poner en duda la urgencia de mi ansiedad, la masiva cachetada del terror frente a la irrupción de las ideas. En mi tratamiento con Kevin, a los protocolos de TCC, también se agregaron algunos elementos de técnicas de Mindfulness, que me ofrecieron una mirada diferente de los síntomas y una alternativa muy útil a la hora de lidiar con el miedo y la ansiedad. Para simplificar, podría decir que la EPR estimula a enfrentar al monstruo, mirarlo a la cara y desnutrirlo con el progresivo cese de las compulsiones. A su vez, las técnicas de Mindfulness propondrán aceptar los pensamientos, sin enfrentarlos, practicando una progresiva toma de distancia de estos y ejercitar una conexión más potente con el aquí y ahora, el momento presente. Considero que un buen tratamiento para combatir el TOC debe incluir ambas técnicas.

- *Continue to push yourself to independence (Kevin)*. (A partir de aquí, el siguiente párrafo fue agregado el 17 de junio de 2015). Traducida al español: "Seguí empujándote hacia la independencia". Esta frase, asumo yo, es de su total autoría. Me refiero a que intuyo que se trata de palabras de Kevin, dichas para mí y ajustadas a mis propios textos, porque tienen el sabor lírico de su modo tan particular de incentivarme hacia la mejoría. La palabra *independencia* fue clave para mí, allí cuando decidí quedarme sola en Los Ángeles, durante el primer viaje, cuando Bocha volvía a Buenos Aires. Pero la independencia implicaba enorme esfuerzo y un ir en contra de las tensiones de mi propio cuerpo reculando. Por eso leerlo u oírlo repetirme que continúe empujando, pujando, doliendo esperanzada hacia la independencia, fue sumamente motivador.

10. La pelea

Hace un rato me peleé con Vicky. Estábamos en un restaurante, no nos veíamos desde el martes. Durante el rato previo a la pelea, ensayé esta versión más moderada, amorosa y silente de mí misma que con la "ayuda" del TOC aprendí a interpretar. Pero no duró. Rápidamente retornó la ferocidad descontrolada de mi violencia y la desesperación que tantas veces me he visto vomitar sin mensura.

Durante la explosión caricaturesca de mis emociones, el TOC tuvo por un momento que hacerse a un lado. No tengo idea de cuándo ni de cómo le puse azúcar a mi café con leche, fui comiendo bestialmente el waffle con dulce de leche, crema y helado sin espaciar ni inspeccionar lenta y obsesivamente los bocados, como suelo hacer. No tengo recuerdos específicos de cucharas, tenedores, etc. Comí y bebí como en un proceso automático, casi como lo habría hecho una persona "normal", con la diferencia de que la motricidad era la de alguien casi fuera de sí.

No recuerdo haber saludado a la camarera, de hecho no creo haberlo hecho. Caminé muy detrás de Vicky, unos segundos después de que decidió levantarse para irnos. No sé bien de qué lado de la mesa salí (estimo que del izquierdo) ni controlé las caras y movimientos de las personas a mi alrededor en el trayecto hacia la puerta. Podría sentirme feliz y realizada por semejante proeza, aceptar el disconfort de mis intrusiones consecuentes y entender la escena como una exitosa exposición. Sin embargo, la que tomó el lugar del TOC es una versión aborrecible de mí. ¿Esta es la que soy sin TOC? Peor aún: ¿es esta la naturaleza más potente de mi personalidad, capaz de arrebatarle el mando al TOC para retornar a mi "normalidad"? Pues entonces, si es así, no sé si quiero curarme. Uno de mis grandes temores se pone de manifiesto en carne viva: tengo miedo de la persona que soy sin TOC. Detesto el modo en el que me relaciono con el mundo cuando ese modo no está regulado por el TOC.

Lía dice que hay una persona hermosa debajo del TOC. Pues no lo creo. La única persona hermosa que existe en mí se manifiesta en la forma de una exagerada amabilidad producto del temor de no ser querida o de ser lastimada como venganza a alguna actitud insuficientemente amorosa hacia el otro. Mi yo suelto, sin las reglas estrictas del TOC, es el de la pelea con Vicky. Y lo sé, porque ni siquiera apareció como consecuencia de mis mejorías, por el espacio paulatinamente habilitado por un incipiente aflojamiento de los síntomas. Floreció como un torbellino y fue capaz de desbancar la prevalencia del pánico, con su asquerosa presencia. Mi asquerosa presencia.

Si a esto le sumamos cuán claro es que a Vicky no le gusta mi personalidad, y cuántas veces en la vida mis amigos y amigas salieron huyendo de mi presencia, la ecuación es inexorable.

Analicemos los tres espacios en los que mis estímulos internos le "ganan" al TOC sin demasiado esfuerzo: el escenario, la cercanía con un chico muy deseado, la pelea. Así dicho y sin (retomado el 7 de marzo) subsecuentes explicaciones, se deduce a las claras el carácter impulsivo, primario y casi emocionalmente imperativo de estos tres motores. Desborde, urgencia, pulsión pueden ser algunos otros sustantivos descriptivos. Quizás esta reflexión se dé de bruces con mi insistente teoría del deseo como coadyuvante del mejoramiento. O quizás la abone y confirme. ¿Son esta violencia, la urgencia erótica y el derrame creativo la materia prima del impulso deseante? ¿Es a partir de lo desatado que un psiquismo otrora hipercontrolado accede a alguna sensación de libertad? ¿Es esto que no me gusta de la pelea con Vicky un aspecto de mi personalidad que debo remover, o su habilidad postergadora (o supresora) de síntomas es algo a colegir y rescatar para luego ejercitar la construcción de una versión más moderada y funcional? ¿Es solo en un acto de polarización, de 0 a 1000, de hundimiento, de transformación taxativa de prioridades y escenarios que es posible cambiar hipercompresión por hiperlibertad? Si es así, entonces no estoy tan segura de que sea una buena herramienta. Quizás, entonces, no inventé nada cuando insistí ferozmente en la teoría del deseo, y los profesionales tengan razón al intentar –a partir de la habituación a nuevos patrones comportamentales– construir en forma paulatina un crisol de grises cuyo último resultado para quienes sufrimos de este trastorno sea la posibilidad de sostener un estado un poco TOC, un poco funcional, con reajustes periódicos.

Todavía no voy a pronunciarme a favor o en contra de mi teoría. Seguiré explorando en la biografía de mi tratamiento intensivo con Kevin e iré escribiendo mis descubrimientos a medida que acontezcan.

De lo que sí estoy segura es del valor estimulante de ciertas escenas simbólicas. Aquellas que quedan postergadas o inhabitables por temidas y que, debido a la particular conciencia de quienes padecemos TOC de la irracionalidad de los síntomas, se convierten en pequeños grandes objetivos con sabor a mejoría. Son de esas cosas que yo podría evocar con frases como "Si logro hacer esto, significa que estoy mejor". "Si soy capaz de hacer esto otro, es posible que signifique haberle ganado una pequeña batalla al TOC". Y de hecho, es muy posible que sea cierto. Por ejemplo: ayer tomé coraje y me fui caminando hasta el banco. No cualquier banco. Uno que queda a más de una milla de mi casa, al que jamás había ido antes y que está en una ciudad en la que estoy de visita.

Todos mis miedos rebalsando en una especie de bolsa metafórica cargada por los brazos de la persona adulta que intento ser. Y en las piernas firmes (y tensas) la convicción de que cuando el trámite terminara, existirían altas chances de acceder a una sensación maravillosa de meta cumplida, de paso dado y de ganancia emocional. El banco no es igual que el chico que me encanta, un escenario incitando mi despliegue como cantante o una pelea desbordada con una amiga. El banco requiere valentía y determinación, pero en la línea de una promesa interna de satisfacción posterior. No hay impulso deseante en gran intensidad, y el premio está anticipado más intelectual que emocionalmente. No se trata de un único evento motorizado por el "todo o nada", "TOC o libertad", "gano o fracaso devastadoramente". En estas pequeñas travesías hay lugar para la prueba y el error, hay un poco de TOC, un poco de práctica de independencia y suceden en general a un paso intermedio: ni muy lento ni muy veloz. El acceso implica posiblemente haber transitado ya por cierta práctica intensa de exposiciones en el marco de la terapia. Son puestas a prueba de nuevos recursos, salidas a la cancha controladas, pero no por eso menos valiosas. A mí me encantan.

Últimamente tengo menos problemas con las grandes salidas al exterior que con las pequeñas exposiciones en casa. No podría explicar el fenómeno. No sé por qué funciono así. En este punto del tratamiento, y probablemente por estar aumentando mi contacto con el movimiento cotidiano del mundo y la gente y objetos que lo habitan, comienzo a vislumbrar una nueva batalla: la de diferenciar mis decisiones impulsadas por el TOC y aquellas que son empujadas por aspectos de mi personalidad (si es que fuera posible pensarlos con un motor autónomo y no comandado por el trastorno).

Y si bien el párrafo anterior fue escrito hace varios días, lo cual resultó en que no recuerdo si había alguna anécdota en especial que hubiera estimulado esa reflexión y que hubiera sido interesante describir, continúo bastante alineada con la idea de que el contacto con el mundo exterior implica un nuevo mapa con dos continentes, uno de los cuales corresponde a las decisiones y elecciones que son motorizadas (o intentan serlo) por mi personalidad, y el otro a los movimientos y caminos tomados por sugerencia de mis intrusiones y compulsiones. La pregunta recurrente, tácita o no, sutil o deliberada es: ¿dónde estoy en términos de esas dos geografías psíquicas?

Esa zona de incertidumbre se parece a mi vieja y amargada pregunta: ¿cómo sé si tal o cual miedo es irracional (TOC) o consensuado y comprobadamente cierto ("normalidad")? En todo caso, si tal parecido las convirtiera en la misma pregunta, el aspecto útil y decididamente asociado a la acción de la segunda cuestión merece un análisis distinto. Accionar en torno a un miedo real debería producir resultados beneficiosos visibles. Responder compulsivamente a un miedo TOC solo genera frustración, una falsa sensación de alivio –que en general solo se consigue a partir de una renuncia al confort–, y reanuda el terror en dosis potenciadas.

11. La mente TOC. La mente no TOC

Son las 3:47 am del 4 de abril y estoy luchando cuerpo a cuerpo con uno de esos estados a los que el TOC me arroja de vez en cuando. Estar sola en Los Ángeles me hace bien, es casi como un campo abierto redundando de aire fresco para un chico con asma; pero paradójicamente entro en estos estados "críticos" mucho más seguido que cuando estoy en Buenos Aires, mi tierra natal. Estoy cansada, mis ojos agotados, tengo la sensación de no contar con la precisión de todos mis reflejos. Entonces temo estar haciendo "cosas" que no recuerde luego de haberlas hecho. ¿Y qué tal si la ropa que lavé tocó efectivamente la mesada que –fantaseo– contiene bacterias o virus del cajero del supermercado que está lleno de protuberancias en la piel? ¿Y qué tal si, entonces, al ponerme luego esa ropa todo mi cuerpo se llena de esas protuberancias por dentro y por fuera? ¿Qué debo hacer? ¿Tirar la ropa? ¿Volver a lavarla al menos?

Por otro lado, al presionar con el dedo el botón para darle comienzo al ciclo del secarropas, tuve una intrusión religiosa de esas que me asustan y angustian terriblemente: creo que hice la compulsión de apagarlo y volverlo a encender. Ya no recuerdo si una, dos o más veces. Y si no recuerdo cuántas veces (porque estoy cansada y aturdida), ¿cómo sé que no estoy olvidando otras cosas, más graves e importantes? Estoy sola, no hay testigos a quienes pedir reaseguro. Desesperada por dejar de apagar y encender el secarropas, pensé voluntariamente en un potencial castigo que solo podía evitar si hacía una sola vez más la compulsión específica. Una sola vez más, sino podía suceder el castigo. A veces, no encuentro más opción que multiplicar voluntariamente el temor a mis propios pensamientos, para acallar la urgencia de las compulsiones. Estoy cansada. Y cuando digo que estoy luchando cuerpo a cuerpo con esta marea viscosa de sensaciones, me refiero a que no volví a lavar la ropa, sino que la colgué en el placard, y que el pantalón continúa dando vueltas dentro de la secadora, y que hace solo un ratito decidí quedarme parada allí, en el espacio angosto que existe entre el microondas y la mesada temida, sin huir pronunciando mi flacura, como suelo hacer diariamente en intentos de evitar el contacto con uno y con la otra. Y me digo basta, basta, Romina. Porque tengo que poder, tiene que haber un modo de habituarme a cierta mayor flexibilidad y confianza. Si yo lo sé, todos estos pensamientos obsesivos, estas sensaciones, no tienen ningún asidero... Y quiero poder revolcarme en mi ropa contra el piso, y mirar de frente con la jeta pegada a todos los objetos temidos. Porque sé que funciona, lo sé. Entonces, ¿por qué no puedo hacerlo y ya? ¿Y repetirlo y ya? ¿Y repetirlo y ya? Hasta que me aburra, como dice Kevin. ¿Es que no tengo el coraje suficiente? ¿Soy una cagona? ¿Es eso? Ese instante fatídico en el que todo se me comprime en un punto estático y no puedo extender la mano hacia mi propia libertad... Ese punto de dolor tan intenso que chorrea su pena como un raviol apretado por una prensa impiadosa. Porque si fuera solo miedo, sin contraste, no habría más conflicto que el de superar los obstáculos fácticos para encontrarme con los elementos necesarios para huir o corregir el "problema". Si no tuviera conciencia de la irracionalidad de dichos miedos, mi pobre mente legitimaría cualquier compulsión (si es que en ese caso se la pudiera llamar de esa forma). Pero esta situación es completamente distinta:

mi mente no TOC soporta a diario los abusos y provocaciones de mi mente TOC; y para que exista un abusador debe existir también, por supuesto, su contraparte, el abusado. Frustrada y amedrentada, mi mente no TOC sabe cuánto arriesga y cuánto pierde cada vez que se deja golpear en la cara por el terror irracional. Lo sabe tan bien que se reprocha cada compulsión y va deshojando la flor de la esperanza con cada frustración, como si de eso dependiera su vida. Y quizás, en un punto, tenga razón. A veces se revuelve, con ayuda o sin ella, contra el abuso y se le para de puños a la mente TOC, la mira a la cara, toma aire de donde puede y agita sus pequeños y flacos músculos en señal de amenaza. Y a veces gana. Y cuando gana, se resignifica la lucha y la esperanza se reinstala y yo sonrío con el cuerpo y, aunque me asusto un poco de perder el rumbo si falta el orden impartido por el tirano TOC, me alegro, me visto tímidamente de gala, pero sin que otros me vean, por las dudas, no vaya a ser cosa que la gente crea que ya no voy a caerme otra vez.

Una sola intrusión en el momento justo y la sensación de "extrañeza" se cristaliza. Mi mente imagina un claro antes y un después, separados por una bisagra compuesta de un supuesto *black out*. Lo más probable es que dicho *black out* jamás haya sucedido. Simplemente un cigarrillo, una idea delirante de que ese particular cigarro podía contener algo asociado con el mal y yo pudiera haberlo inhalado y entonces la reescritura del futuro en mi mente TOC… ¿Cómo sé que no fue así? Simplemente no lo sé. La terapia propone la aceptación de esa incertidumbre. Lo entiendo, suena aliviador suspender la puja por la certeza. Pero también propone contrastar el pensamiento obsesivo y la sensación obsesiva con cierta estadística que el sentido común ofrece. ¿Qué tuvieron de particular este pensamiento y esta sensación? ¡Que ya los tuve antes, muchas veces, contenidos en envases iguales, similares, parecidos o levemente distintos, pero siempre en la misma línea de distorsión cognitiva! Que hasta donde yo sé, no ha existido ninguna de las consecuencias temidas y que además el repertorio de temáticas es circunscripto a un grupo más o menos recurrente de pensamientos y sensaciones: el denominador común es mi texto TOC. Trato de aliviar mi angustia con estas confrontaciones, pero lo más importante en estos casos es no intentar escapar del malestar emocional. Simplemente abrazarlo, tolerar su presencia, mirarlo cara a cara, dejarlo ocupar un lugar en el sillón. Pues bien, aquí estamos mi malestar y yo, y acabo de darme cuenta de que la idea original de ir contando de nuevo la película de esta intrusión en tono "cómodo" y "amigado con el malestar" no sería más que una nueva compulsión y que abrazar de veras el disconfort excluye la enumeración memoriosa, la búsqueda de datos pasados para intentar compensar la desconfianza en el registro y desautorizar la sensación de confusión, y la insistencia en buscar una explicación coherente a mis sensaciones desagradables. Me parece que la onda es dejar que duela todo lo que quiera y que alarme y moleste, y presione un punto hasta herirlo y, sin necesariamente alimentarlo, abrirle paso a ver hasta dónde llega.

Si no huyo de la confusión o de la idea de confusión, ¿hasta dónde me confunde?

Poder un poco y otro poco no poder. Cuando trabajo con Kevin, me atrevo a un rendimiento alto. Las exposiciones son francas, reales, casi completas e incluso, a veces, probablemente completas. Después de esas horas de terapia, independientemente de cuánta ansiedad hayan despertado, me siento poderosa y particularmente esperanzada. No quiero repetirme, ya hablé de este efecto en varias oportunidades. Pero en este caso el preámbulo tiene un sentido específico. Cuando estoy sola y me aventuro a las exposiciones, en general hay una zona de no compromiso: algo queda sin hacer. Algo del riesgo es evitado. Lo puedo ver incluso de un modo literalmente gráfico. Una bolsa en mi mesita de luz guarda bombachas, mi sombrero y papeles, etiquetas y envases vacíos de ropa que compré y está en uso. La presencia visual de la bolsa me molesta y me frustra. Sé que no la tiro porque no sabría dónde poner las bombachas y el sombrero. Si la bolsa no estuviera allí, implicaría que tomé el riesgo y conduje mi comportamiento hacia un accionar terapéutico y hacia la salud mental. Pero cada vez que levanto la vista y me encuentro con la bolsa o la cafetera que compré hace meses y no me animé a usar, o las bolsas del súper que adornan desprolijamente los respaldos de las sillas del living porque contienen "elementos contaminados" que no puedo tirar pero tampoco usar, o el abrelatas que a pesar de los intentos de Kevin no quise usar porque tiene un imán que me asusta, o los varios tubos de Lysol[9] que por diferentes "motivos" no quise usar pero tampoco tiro, o las lamparitas que dejó Jamie en la barra y la lista podría continuar, me frustro. Estos objetos han quedado suspendidos entre dos compulsiones. Las dos compulsiones indican que no los puedo tirar (porque podría "contaminar" a otras personas) ni los puedo usar (porque por intrusiones supersticiosas o de contaminación me resultan "peligrosos").

La arquitectura rígida e incómoda de su emplazamiento es tremendamente sintomática. Es el TOC en su faceta decorador de interiores, pobremente creativo, armando escenografías sofocantes. Cada vez que logro tocar, mover, sacar o acomodar alguno de esos objetos, con fines estéticos, prácticos y no compulsivos, levanto la vista y me alegro profundamente. ¿Cómo no es posible que alcance la anticipación de esa sensación para simplemente hacerlo?

---

9. Lysol: versión (y/o nombre) estadounidense del Lysoform.

Calculo que, porque si pudiera simplemente hacerlo, no habría de qué alegrarme profundamente.

12. Cerca del final del tratamiento intensivo

El tratamiento intensivo con Kevin termina este mes; en algún momento de este mes. ¿Qué pienso al respecto? En principio no quiero pensar, no quiero saber nada, no quiero enterarme de que alguna vez ocurrirá semejante cosa. Librada a mis propios bastones una vez más y con los recursos económicos para enfrentar cualquier otra terapia casi agotados, lo que más me angustia es que no siento haber hecho un avance lo suficientemente significativo como para sentir que valió la pena. Esta es la cruda verdad. No sé bien qué es lo que esperaba y qué es lo que pretendían mis seres queridos como resultado de este tratamiento. Lo único que sé es que gasté muchísima plata, hice un enorme esfuerzo emocional al venir a Los Ángeles sola y no estoy respondiendo a la altura de las circunstancias. Me parece casi como un acto de desamor para conmigo misma, un bastardeo a mi propia voluntad.

Qué trastorno de mierda. Acabo de leer un post en un grupo de Facebook al que me uní recientemente que reúne a personas con TOC para ofrecerse apoyo mutuo. Una chica sufría contando que sintió que su ropa estaba contaminada. De tan ansiosa que se puso la tiró sobre otra pila de ropa "contaminada" y entonces ya no le quedó más chance que decidir tirar toda esa ropa a la basura. Pero tampoco puede tocarla. Cadena de contaminación en el TOC. ¿Estaban hablando de mí? ¿Cómo es posible que los síntomas se repitan de forma tan calcada? Ok, en la gripe también se repiten. Pero aquí somos un grupo de gente triste intentando defender los argumentos irracionales como si fueran el resultado de una experiencia única, personal, cuando claramente tienen un origen químico, de otro modo no se reiterarían con tanta precisión. Le pasa a esta chica en su casa con sus prendas, y me pasa a mí en mi casa con mis prendas. El argumento es similar. La compulsión también. ¿Cómo es que no es suficiente la evidencia del disparate? Cada vez que leo algo así, me enfurezco con el TOC. Me enfurezco conmigo, con mi resistencia a las exposiciones, con los millones de veces que sostengo aunque fuera por cinco segundos un argumento irracional proveniente de mi mente TOC. Pero tampoco alcanza la bronca y el golpe de conciencia: voy a la cocina y limpio la cacerola compulsivamente porque en la mesada "pensé" que me daba miedo[10].

Hoy es 11 de mayo. Hace un par de días que estoy paralizada. Esa es la palabra. El asunto es que tengo que irme de esta casa porque ya no la puedo sostener económicamente. Las opciones son escasas: o me mudo a la casa de Lía o me vuelvo a Buenos Aires. Cualquier otra alternativa es, por ahora, solo una expresión de deseo que, de todos modos, tampoco se parece demasiado a mis deseos. En este punto estoy acorralada por la inevitabilidad del cambio; un cambio que no quiero, al que me resisto, al que le dramatizo un empaque, el más profundo de los empaques infantiles. Me cuesta identificar

---

10. El esquema "fusión pensamiento-acción" es una distorsión cognitiva del TOC a partir de la cual la persona homologa el pensar con el hacer. Bajo la influencia de esta distorsión, pensar en algo podría equivaler a hacerlo. Un ejemplo personal: si miro la parte del suelo del baño donde temo que haya hongos, a veces debo lavarme las manos. Otro ejemplo: si cuando llevo la fuente al horno paso "cerca" de la litera de mi gato, a veces necesito volver a lavarla. Aunque mi mente no TOC sepa que la fuente no ha tocado el excremento, el TOC arremete con su pregunta: "¿Y mirá si...?". Un tercer ejemplo: si pienso en excremento de rata, me lavo las manos. No importa que el supuesto excremento esté en el balcón y yo me encuentre en el baño. Debo lavarme ante la ansiedad que provoca pensarlo.

cuánto del TOC y cuánto de este empaque me tiene así, paralizada, vaga, inactiva, improductiva. Parezco haber retornado levemente a ese estado en el que estaba cuando recién llegué a Los Ángeles, el 23 de enero. Hace horas que estoy acá sentada en el sillón, frente a la computadora, y no quiero hacer nada. Intenté algunas pequeñas cosas: algo de lavado de ropa, cocinar, algunos movimientos de limpieza y organización de mis objetos... Pero es justamente en este último punto donde debo detenerme. A fuerza de mucha terapia *in situ*, logré consolidar un sistema que me permite interactuar con las cosas y el espacio de modo tal de comer, vestirme, bañarme e incluso conservar un buen porcentaje de aquellos objetos. Se me cuestiona que no es posible que las herramientas ganadas con la terapia solo funcionen en este único contexto. Y entiendo la inquietud y el reproche, pero en un punto, por ahora, es cierto, lógicamente verdad.

Osar mover esos objetos estratégica y muchas veces incómodamente emplazados me desespera. Se me ocurre la analogía con molestar un panal de avispas. Detrás de cada objeto hay una historia de detenimiento, una o más compulsiones, uno o varios pensamientos intrusivos. Algunos los recuerdo y otros no tanto. Lo único que sé es que no debería alterar este equilibrio. El cuerpo se me tensa en anticipación, la ansiedad se desborda mientras fracaso en el intento de amordazarla apretando los dientes. Foco, concentración, saco uno a uno los objetos de la bolsa blanca que estaba en la mesa de luz. ¿Cuáles tiro?, ¿cuáles guardo? y si los guardo: ¿dónde? Los anteojos de sol se hamacan enganchados a una cara de la bolsa de papel. No tienen que caer al piso. Quisiera poder reubicarlos en algún lugar seguro con una maniobra blanda de mi mano. Pero no hay maniobras blandas posibles cuando el TOC está al volante. Sigo hurgando en la bolsa: ¿qué tiro?, ¿qué guardo?, ¿dónde? Los anteojos se cayeron... al piso. Me enojo mucho. Me angustio. Los levanto porque aprendí que justo en el peor momento de mis distorsiones cognitivas, allí cuando son validadas por la altitud del pico de ansiedad, justamente cuando soy incapaz de relativizar el valor del pensamiento irracional, es cuando no debo hacer la compulsión. Pronto tendré que dejar esta casa, lo cual no solo significa mirar a los ojos el desarme de mi equilibro ficticio, sino también probar mis fuerzas en el afuera. El TOC no da tregua y no la dará. Ahora comprendo que siempre tendré que forzar mi psiquismo a una cuota dolorosísima de voluntad para contrarrestar el daño de sus pezuñas.

13. Eso que hace la gente

Como en todo trastorno crónico, hay días mejores y días peores. Con mucha tristeza empiezo a comprender que mis sonrisas y brazos victoriosos al viento al final de procesos que entendía casi curativos tienen mecha corta. Las herramientas se recuerdan, eso no lo discuto. Sobre todo aquellas que construyen un texto cognitivo a partir de múltiples experiencias conductuales. Es como aquello de la memoria muscular cuando se hace un deporte por tiempo prolongado. Lo recuerdo y lo sé. Pero todos los días, a cada instante tengo que obligar a mi mente y a mi cuerpo a ir en contra de las provocaciones deliroides del TOC. Mi pregunta es: ¿cuánto más tengo que aprender el uso y funcionamiento de las herramientas para no tener que evocarlas tan forzadamente cada vez que las preciso?, ¿llegará alguna vez en que, a cada compulsión no avenida, no le anteceda una intrusión desafiante? Quiero poder experimentar ese flujo natural, desentendido, casi inconsciente con el que vive la vida la gente. Quiero poder abrir la puerta respondiendo únicamente a la literalidad de la acción de abrir la puerta: sin más, sin trabalenguas motrices, sin etiquetas de peligro atragantándome y dejándome siempre atrás de lo importante, y olvidar que abrí la puerta incluso antes de haberlo hecho. Quiero que alguna vez los medios vuelvan a ser solo medios y no obstáculos aterrorizadores. Quiero que las paredes vuelvan a ser esos paneles otrora invisibles a los que de cuando en cuando se los registra para colgar una pintura; y circular elástica en los espacios con el único objetivo de sentirme cómoda en ellos: la computadora podría ir en mi falda en vez de estar torciéndome la espalda y lastimándome las rodillas con los codos mientras escribo, el café podría estar aquí en la mesa en vez de tener que ir a buscarlo a la cocina cada vez que deseo darle un sorbo. Eso que hace la gente, sintetizar el uso de las facilidades para crear el ambiente más cómodo posible y abocarse a lo otro, eso otro que hace la gente mientras yo me ocupo de revisar obsesivamente el edificio como un arquitecto desequilibrado. La gente y yo. Vivimos en el mismo mundo, pero vemos todo tan diferente... Parezco estar atrapada en una película 3D de terror y no puedo sacarme las gafas. Quiero arrancármelas, me lastiman la cara, me llenan los ojos de unas lágrimas que conozco de memoria.

14. El derrame de petróleo (*The oil spill*)

Hoy me siento particularmente poco compulsiva. Sé que es un espejismo y que en realidad se trata de que hoy no confronté con los disparadores adecuados. Cuando una intrusión particularmente potente despierta, a veces parece restarle capacidad de acción a todas las pequeñas (pero agotadoras) compulsiones cotidianas. El jueves hubo un derrame de petróleo a 2.6 millas de mi casa. Hablan de entre 10.000 y 50.000 galones. Se rompió un caño, disparó a presión como un géiser hacia el cielo y se desparramó formando lagos con una extensión de aproximadamente media milla cuadrada. Desde que me enteré, mi mente elaboró todo tipo de argumentos ansiosos y depresivos y un sinfín de "¿y qué pasa si?". ¿Y qué pasa si el petróleo se filtró por las bocas de tormenta y entonces el agua negra que vi ayer en las alcantarillas de las veredas mientras caminaba hacia el supermercado era petróleo y lo pisé y me contaminé y contaminé la casa? ¿Y qué pasa si el petróleo ingresó a la red de agua potable y lo estuve tomando? ¿Y qué pasa si los "humos" del petróleo derramado llegan hasta mi casa y estoy hace tres días inhalando compuestos químicos tóxicos? Como la gran mayoría de quienes padecemos TOC, acudí a Internet compulsivamente en busca de respuestas. Los medios parecen no haberle dado demasiada relevancia: ¿y qué si no le dan relevancia porque están tapando un serio problema de contaminación? También investigué los componentes del petróleo y su toxicidad. Lo peor es el benzeno, químico cancerígeno para los humanos, con el cual es posible intoxicarse por inhalación, contacto o ingestión. El TOC me sugiere que desde hace tres días puedo estar inhalando benzeno letal, el mismo TOC me sugiere que todo esto ocurrió como castigo por no haber ido a vivir a Lawndale con Lía, como habíamos acordado hace casi dos semanas. Mi mente no atiende a las declaraciones de profesionales, que dejaron en claro que este derrame no reviste riesgos de salud a largo plazo, y tampoco al sentido común que indica que el petróleo crudo, sin quemar, no tiene la capacidad de extender "humos" a cuarenta cuadras de distancia. Sin embargo, atiende diligente a la incertidumbre, a la paranoia, a la exageración y a las múltiples distorsiones cognitivas apilándose para dar cátedra a mi merced. Anoche fui al súper, a pesar del miedo. Me lo indicó mi terapeuta y me estimuló Lía por teléfono. Anticipé exactamente lo que iba a ocurrir: cada mancha en el asfalto, cada líquido en las alcantarillas, todo me parecía que podía ser petróleo. Aun así, primó la necesidad de comprar lo que me hacía falta. Estas son las cosas buenas de no tener otra opción más que la colaboración de mi motricidad para procurarle lo básico a mi instinto de supervivencia. De haber estado acompañada, de ningún modo lo habría hecho. No me quiero bañar por temor a que el agua de la ducha contenga petróleo. Hace como dos o tres días que no me baño. Sin embargo, de verdad que estoy combatiendo esta intrusión, porque es tan abarcativa en términos de campo de influencia, que no me queda otra alternativa más que confrontarla.

Ya no quiero estar en esta casa. Ya cumplió su ciclo, con creces. Ya no quiero estar tan sola. Mi soledad no es como cualquier otra. Y con esto no digo que otra cualquiera sea sencilla y llevadera. Solo remarco, por si aún no quedó claro, que la soledad combinada con el TOC es doblemente perturbadora, entre otras cosas, porque raya muchas veces con la sensación de escasez. Si no tengo auto y tengo miedo, es posible que no camine hasta el supermercado. Si no lo hago, es posible que no tenga qué comer, qué beber o qué fumar. Y entre otras, otras cosas porque el cansancio y el aburrimiento e incluso los cambios son malinterpretados por la mente TOC como confusión y alertas y tomados por las intrusiones de duda como presa fácil para torturar mi equilibrio.

Mi cerebro saludable dice "ya no me siento cómoda en esta casa, porque la soledad se está haciendo insostenible y porque ya no tiene sentido lo que hasta hace poco era sencillamente una enorme certeza de sentido".

Y como digo, o como dije, estos procesos de reajuste y reconocimiento de incomodidades legítimas son aprovechados por la maquinaria obsesiva para desarmarme. Siento que estos últimos días algo malo, muy pero muy terrible, pudo haber pasado. Por supuesto que es solo una intrusión, pero se instala como una perturbación ensordecedora. La fantasía es que ese algo terrible pudo haber cambiado mi destino, mi integridad, mi karma. La idea de un evento o una serie de eventos que quizás no recuerde, cuyo contenido es por supuesto inexistente, circula como sensación a la que le aventuro todo tipo de textos posibles. Esta idea delirante toma el lugar de la preocupación legítima por estar extendiendo demasiado mi estadía en esta casa. Incluso la frustración por no conseguir trabajo, no contar con dinero suficiente y estar empachada de soledad parece estar estancada en la faringe de mi psiquismo, incapaz de procesarla y metabolizarla. Como en tantas otras circunstancias el TOC es un distractivo, un oportunista, el desviador por excelencia del foco.

Recién puse ropa a lavar. Mientras cargaba jabón líquido de lavar en el lavarropas se me ocurrió que ese jabón era petróleo. Estoy tentada de llevar a cabo todo tipo de compulsiones pero, honestamente, me sorprendo a mí misma del nuevo músculo inaugurado por la terapia y tonificado por la experiencia de estar sola en Los Ángeles que me deja, al menos, intentar un par de inhalaciones y exhalaciones antes de tomar la decisión imperativa de hacer cualquier cagada. La ropa sigue girando llena de espuma blanca que, por supuesto, no es petróleo. Y si bien no voy a tirar la ropa, probablemente necesite hacer al menos un pequeño ritual, algo ínfimo como prueba de que no desoí el llamado tonto de mi TOC. Eso es triste, ese algo compulsivo que no podré evitar.

Después de varios días de confinamiento en mi Casita Feliz, hoy salí. Es probable que las ganas inmensas de pasear y charlar me hayan despertado a las 10 y pico de la mañana, luego de haber dormido solo unas pocas horas (anoche no podía dormir). Mi amigo Adrián me pasó a buscar al mediodía y comenzamos un *tour* por diferentes lugares de la ciudad.

15. Las últimas instancias de la estadía en mi Casita Feliz

Martes 20 de mayo, 9.20 pm. Estoy vestida y lista para salir. Incluso tengo puesto mi sombrerito negro. Estoy preparada. Desde hace horas. Pero no salí. Me bañé dos veces, lavé la ropa justo a tiempo para ponérmela húmeda. California está algo fresco estos días. Pero no salí. Falté a ambas sesiones de terapia: la individual y la grupal. A cambio, me quedé casi todo el día sentada frente a la computadora, dentro de esta casa, que últimamente se parece más a un búnker que a mi Casita Feliz. No sé si será la interrupción del tratamiento intensivo con Kevin, la profunda angustia respecto a mi inminente mudanza, el cansancio de empujar y empujar, el aburrimiento, la soledad sostenida o todo eso junto, pero me siento anímicamente débil. Aquellas herramientas descubiertas, procuradas a fuerza de voluntad, parecen deshidratadas como la vegetación angelina en verano. Estoy agotada. Necesito descansar. El esfuerzo cotidiano de lucha contra mi mente tenía, al principio, el sabor del desafío, de la extrema necesidad de vivir mejor, pero ya basta... basta ya. Estoy cansada... Es demasiado, y quizás ya no estoy a la altura. A casi cuatro meses de estar sola en Los Ángeles, me pregunto si mis esfuerzos valieron la pena. ¿Me esforcé lo suficiente?, ¿hice todo lo que estaba en mis posibilidades?, ¿logré el objetivo? Muchas veces, casi permanentemente, me castigo por no aprovechar al máximo la terapia y lo aprendido en este tiempo. Luego evalúo mi situación actual y me doy cuenta de cuán árido y duro ha sido sostenerme casi cuatro meses lejos de mis afectos, sin trabajo y sola. Arrancada por voluntad de mis soportes afectivos y físicos, puesta de la noche a la mañana –vuelo internacional mediante– en un muy otro escenario para llevar a cabo la desesperada táctica de "arreglármelas por mi cuenta", sobreviví e incluso tuve espacio y tiempo para cantar en vivo y tocar un poco la guitarra en casa. La dicotomía tiene forma de interrogación: ¿cómo puede ser que luego de semejante aluvión de voluntad y terapia, todavía cierre las canillas con papel de cocina y le tenga miedo a los taxis?, ¿cómo puede ser que no reconozca el cambio gigantesco que he llevado a cabo en este tiempo y no lo celebre lo suficiente? No me pongo de acuerdo. No sé qué pensar. El inicio del tratamiento intensivo de TCC parece haber tenido lugar en otro siglo, sin embargo, me amarga la interrupción abrupta, la falta de este cierre a modo de broche de oro que habría deseado obtener de no haber sido porque se agotó el dinero. Estoy cansada. La holgazanería, la dificultad para concentrarme, incluso mientras escribo (acabo de retornar de un relativamente prolongado "recreo" en las redes sociales), resultan sospechosas; quiero decir: ¿es solo el TOC?, ¿o soy yo? Otra vez la dicotomía con forma de signo de pregunta. Me zambullo compulsivamente en una búsqueda infantil de oportunidades que termina de manera invariable en un escondite virtual del otro lado de la mirilla de la puerta tras la cual se encuentran las vidas exitosas de los demás. Miro y parezco desear que me ocurra lo que a ellos. De este lado, no quiero hacer más exposiciones –me aburren– y rara vez movilizo mis energías en torno al logro de lo necesario para que mi vida se parezca a aquellas cuyo brillo especulado fisgoneo desde las penumbras. Otro de mis clásicos exabruptos mentales respecto a generar un cambio profundo y positivo es una cierta sensación de que esta vez va a suceder: ahora voy a encontrar –en general esta idea involucra la computadora– la llave del éxito. No tengo muy claro qué tipo de conductas se supone que estoy por ejecutar para torcer de manera tan dramática los resultados repetidos y frustrantes de mi día a día en lo profesional, pero parezco albergar de repente un profundo optimismo. Lo maravillosamente trágico de esta pequeña euforia es que en mi imaginario no tengo dudas de que es a partir de un cambio en mi comportamiento que esto va a suceder. Es decir, de pronto y sin más, casi todos los días, irrumpe una confianza pletórica en mi capacidad de transformación. De sobra está decir que al final del día cuando, por supuesto, no logré llevar a cabo ni una décima parte de lo que pretendía, me fastidio, me agoto y me enojo conmigo.

Hace rato abandoné el placer por la independencia: llegó y se fue tan rápido como un suspiro. Acepto que ha habido serruchos y lijas varias, responsables de haberle limado el filo a mis bríos nuevos, pero llama la atención tanta calma y desidia. Hasta no hace mucho, disfrutaba del desafío de ir al shopping sola, caminaba casi enamorada de mí misma por las callecitas peatonales de mi conquistada Americana at Brand, fotografiando la fuente de agua y respirando mi propia sonrisa en dosis autoindulgentes y congratulatorias.

Insisto en que cada uno de estos paseos se erigía como promesa de una vida mejor. Con la excusa de que el derrame de petróleo del jueves pasado fue muy cerca de Glendale, ya no quiero ir. De todas maneras, hace rato que no voy, mucho antes de mis intrusiones respecto al petróleo. Es cierto que, hasta hace poco tiempo, la soledad quedaba disimulada con las visitas regulares de Chelsey, mi profe de yoga, y las dos o tres sesiones semanales de terapia con Kevin en casa. Muchas cosas han cambiado. Oscilo entre querer volver a Buenos Aires y querer –o necesitar– quedarme aquí, porque no puedo tolerar el retorno en derrota, y para mí, si no logro sobreponerme a este momento de crisis, sin dudas volver sería un fracaso de toda índole. Tengo que resistir, a como dé lugar, porque en julio voy a dar una charla en la conferencia sobre TOC de la International OCD Foundation y dicha charla parece haberse convertido en el emblema de la misión cumplida, tanto para mi familia como para mí. Voy a volver a Internet, a ver si "esta vez sucede" y todas mis angustias se distraen con una bocanada de "éxito".

Por supuesto que no sucedió, ya es la noche del día siguiente a lo escrito en el párrafo anterior, y no ocurrió nada espectacular: no recibí propuesta alguna de empresario millonario, no fui seleccionada entre 10.000 modelos para ser la nueva cara de importante marca de ropa, ni encontré en la bandeja de entrada de mi correo electrónico un PDF con un contrato multinacional para lanzar mi carrera como cantante en Los Ángeles. La distancia entre el incapacitante "no puedo" del TOC y el lunático "optimismo megalomaníaco" de mi narcisismo es –cuanto menos– sorprendentemente enorme. Existe, dentro de las conocidas distorsiones cognitivas de la mente TOC, una en particular llamada *black or white thinking* (pensamiento blanco o negro). Muchas veces, parezco interpretar los eventos y las interacciones como gritos potenciales tironeando ambas puntas de una soga elástica. Todo o nada, lo peor o lo mejor y en el medio, la sospecha de una zona inhabitable, aburrida o sencillamente inexistente. Me pregunto cuánto de esta distorsión también participa en mis actitudes infantiles respecto al trabajo y las oportunidades profesionales. ¿Qué aprendí del TOC o desde él, durante mi infancia y adolescencia? Si nací con este trastorno, es posible que haya mirado el mundo y absorbido las cuestiones necesarias para formar parte de él con un par de anteojos muy particulares, los que portan cristales distorsionados: unas gafas diseñadas para mirar de una sola manera. ¿Y si fue al revés? Tal vez una combinación desafortunada entre mi crianza y los aspectos naturales de mi personalidad abrieron una gran herida susceptible de ser inoculada por mi potencial tendencia genética al TOC. Es decir, la pregunta es: ¿habría podido el TOC alimentarse y engordar en otro cuerpo? ¿Habrían podido sus dotes parasitarias armar nido en una niña emplazada en otro ambiente, con otra historia inicial y otra identidad? Preguntas difíciles, pero no de esas que no vale la pena investigar.

16. La mudanza (de la casita de Los Feliz al departamento en Woodland Hills)

¿Qué hace el TOC con los golpes de la realidad? Me refiero a los eventos de la vida que suscitan miedos y angustias reales, esas que experimenta la gente normal. No sé qué hace. Solía pensar que las urgencias de la vida real mataban en forma inmediata los flujos conductuales sistemáticos del TOC. Mi "teoría del deseo", esa que indicaba que la potencia de un deseo adecuadamente intenso era capaz de sustituir la robustez de los síntomas por una nueva batería de conductas orientadas a la obtención del objeto deseado, también corría para las emergencias. Cuando mi padre estuvo internado, recuerdo haber pasado por encima de muchas compulsiones: fui capaz de visitarlo en la clínica (temblando, con terror) y fui capaz de contactar físicamente con alguien enfermo, porque ese alguien es mi padre, lo cual pesó mucho más que la tendencia clara del TOC a evitar el contacto con lo temido. Cuando me asaltaron en la calle, tuve que mantener cierto nivel de calma, procurarle mis objetos a la asaltante y retirarme cuanto antes. Frente a la enfermedad, la emergencia y la sospecha de peligro real, es cierto que el TOC se atonta y hacen su aparición otros elementos cognitivos. Es casi como si mi cerebro llamara al 911 y diligentemente aparecieran estos elementos como bomberos, enfermeros y policías al grito de "hágase a un lado, que esto no es joda, señora". Las verdades dolorosas de la vida son como mosquitos de pico largo y puntiagudo, que inoculan un veneno poderoso en la carne de mi TOC y lo anestesian, pero no lo inmovilizan. Por eso no deambulé por los pasillos del sanatorio en el que estaba mi padre con soltura y determinación, sino con pánico y cara de loca, pero caminé. Y no dejé de pensar en que "por favor no me toque la ladrona" cuando me pedía que le diera mis cosas, pero tampoco irrumpí en un brote de gritos y locura.

En estos días recibí dos noticias preocupantes desde Buenos Aires. Sucesos de la vida real. Sé que seré diligente y haré lo mejor que pueda con ambas noticias, pero el TOC seguirá allí, adormilado pero vivo, dando manotazos lentos mientras me enfrento con poco recurso al dolor de verdad. Estoy cansada de sufrir. Aunque por sobre todas las cosas, estoy avergonzada. Tengo miedo de que todo lo que ocurre en Buenos Aires sea mi culpa. En estos largos últimos años no hice otra cosa que volver loco a mi entorno, torturar a mis seres queridos con mis autorreferentes dolencias psíquicas. Si tan solo pudiera darles un motivo de satisfacción, una alegría, una razón que les permita respirar mejor y sentirse confiados de que estoy a salvo y hasta, quizás, orgullosos de mí... Pero como siempre, no encuentro ni el más mínimo indicio que me indique cómo hacerlo. Será que soy vaga, cómoda, incapaz de verdadero esfuerzo. ¿Será que no tengo suficiente amor, suficiente empatía? ¿Qué será?

Estas preguntas me mortifican. Se me ocurre que el mejor modo de responderlas es ganando dinero. Da la impresión de que no hay relación alguna entre ambas cosas. Pero la hay. Ganar dinero sería la consecuencia directa de la puesta en marcha de la ecuación valentía + esfuerzo + pericia + adultez + agradecimiento + disciplina + devolución. La dificultad para ser solvente se ha convertido en mi etiqueta más fluorescente. Incluso, quizás, más que el TOC. Se me ha hecho el símbolo bullicioso de mi narcisismo y mis vulnerabilidades afectivas. Por otra parte, me aterra el sobreesfuerzo de mi familia para sostener mis exigencias económicas: tratamiento intensivo en entidad privada de California, casas caras en Los Ángeles porque no soporto los espacios pequeños, "sucios" o compartidos y la lista continúa. Deseo profundamente aliviar los hombros de mi madre, las preocupaciones de mi padre y poder tomar decisiones que implican dinero con mayor independencia y soltura.

Si de verdad es un deseo tan potente: ¿por qué es que me resulta tan laberíntico? ¿Qué es lo que se me juega que no logro alzar la madeja y encontrar la punta del ovillo? Es evidente que me estoy salteando algún paso: justamente alguno que me incomoda tanto como para no acceder al proceso. Estoy queriendo perpetuar cierto status de confort e infantilidad. Y estoy siendo exitosa. Pero es que ya no lo quiero. El TOC para estos asuntos se erige como un texto argumentativo maravilloso. Participa de la entonación coral del "no puedo" junto con mis otros miedos. Insisto: el coro se compone de un grupete muy molesto de sopranistas que canturrean miedos irracionales al límite de la frecuencia audible por el oído humano, otro grupo de contraltos que canta ajustadamente la melodía de mis frustraciones conscientes, quizás representando las frases melódicas líderes no por su impacto profundo en mi psiquis, sino por su función distractiva de enmascarar los textos de las otras cuerdas. También están los tenores armando un colchón ladeado de miedos reales que suenan como las primeras instancias de un terremoto y en la línea de los bajos, un grupo canta una letra que estremece y aún no consigo descifrar. El coro de mis miedos, siempre sonando.

A pesar de la lírica bonita de mi discurso respecto a este bloqueo, ninguna catarsis parece suficiente para cambiar mi comportamiento. No sé cómo ganar dinero, y estoy desesperada por conseguirlo. Releyendo algunos pasajes de este extenso relato, encuentro algunas insistencias respecto a la sospecha de algunas consistencias. ¿A qué me refiero con esto? Me da la sensación de que el resultado del trabajo de exposiciones terapéuticas puede convertirse en una réplica en miniatura (o no tan miniatura) de lo que sea capaz de hacer como adulta en el mundo real. Según esta teoría existiría un paralelismo de eficiencia entre cuán capaz soy de desafiar mis miedos irracionales y cuán capaz soy de enfrentar los miedos reales. A mayor éxito en la consecución de la tarea terapéutica, mayor potencial éxito en mis quehaceres profesionales y sociales. Tiene sentido. Insisto en la idea de la réplica. Analicémosla: iniciar una exposición implica: a) renunciar momentáneamente al ostracismo que me confina detrás (o delante) de la computadora; b) contrarrestar con enorme esfuerzo el enunciado físico de la evitación, por lo tanto, forzar un chorro potente de voluntad contra la corriente; c) desafiar los supuestos automáticos que le confieren poder dañino a cosas o situaciones inofensivas para poder tomar contacto con ellas y conquistarlas; d) atreverme a derribar distorsiones cognitivas respecto a lo que "puedo" y "no puedo" para ampliar el territorio habitable, utilizable y aprovechable; e) finalmente, acceder al rediseño del uso del tiempo y el espacio en favor de actividades productivas y significativas.

Si todo aquello no se parece a un plan adecuadísimo de acción para quien se sepa en dificultad de acceder al mundo adulto; si este itinerario no es casi exactamente el que le recomendaría a un asustadizo de la vida real y sus vicisitudes, entonces no sé a qué se parece. Y si bien Kevin me ha dicho que no hay exposiciones completas o incompletas, sino que toda exposición terapéutica es un paso bien dado, se me ocurre pertinente pensar que si logro dormir en esta cama usadísima, meter la sopapa bien al fondo del inodoro tapado y ponerlo bonito otra vez, limpiar la mancha verde "sospechosa" que descansa sobre el asiento del mismo inodoro, guardar mis bolsas en el placard, lavar mi ropa en el lavarropas y secarropas usado, cagar en el inodoro y no en la bañera y comer en la mesa, estaría en condiciones de ganar dinero. Así de simple[11].

Es interesante leerme solo unos renglones "atrás". Han pasado algunos días luego de aquella enumeración de exposiciones entendidas como la antesala de la construcción de una vida más productiva y exitosa. Mi teoría, esencialmente sostenida en la experiencia parcial de este paralelismo, prometía que si yo lograba conquistar esos miedos irracionales específicos, iba a experimentar un efecto inmediato de cambio en mi comportamiento respecto de las cosas importantes de la vida.

Lo cierto es que desde hace ya varios días estoy durmiendo en esa cama usadísima, hoy justamente he guardado unas cuantas bolsas en la habitación chica, hace unos días empecé a usar el lavarropas y secarropas de la casa, y he comido varias veces en la mesa del comedor. A esto podría agregar con orgullo que también me ocupo de tirar mis bolsas de basura en el *container* que está en el garaje al que detesto ir y que he guardado el secador de pelo en un cajón de la casa. Aún me resta conquistar el inodoro y el *toilette*, pero en líneas generales he conseguido enfrentar muchos de aquellos miedos listados y aquí estoy. ¿Ha cambiado sustancialmente mi comportamiento? ¿Se han producido notables mejorías en mi productividad, he cosechado algún éxito repentino, conseguido trabajo, resuelto alguna cuestión económica o encontrado un novio? Para nada. Sobre todo si mi vara medidora tiene solo dos parámetros posibles: blanco o negro. Pero si me atrevo a una lectura más elástica y coherente de las cosas (que dicho sea de paso sospecho patrimonio de cierta salud mental), puedo decir

---

11. En este momento del relato ya había dejado la casita de Los Feliz y estaba viviendo en Woodland Hills.

con relativa certeza que he tenido días más productivos y enfocados en las cosas y seres que me importan. El paralelismo entre practicar exposiciones y practicar acciones productivas existe. Se trata más bien de una diacronía espacial: porque las exposiciones, una vez concluidas, reorganizan el espacio físico. Esto no es metafórico. La casa está más ordenada (solo piensen en el caos de un sofá con sábanas y almohada; bolsas diversas emplazadas en sillas y mesadas; toallas de papel apiladas, etc.). Y las exposiciones, una vez llevadas a cabo, reorganizan el espacio psíquico: hacen lugar. Cuando esto no es así, intrusiones y compulsiones sufren un acento visual: cada vez que veo la prueba de la compulsión, se reanima el miedo que –ya de por sí– estaba ocupando un lugar concreto en mi economía psíquica. Ya he escrito acerca de esto. Entonces, tras las exposiciones, la casa está más ordenada, por lo tanto más habitable, la vista me devuelve una sensación de mayor cordura, las intrusiones se debilitan por el efecto probado del EPR, con lo cual se desagota cierto nivel de agua podrida del cerebro, además me siento valiente y en estado de superación. Estoy lista para tareas más importantes. Tareas de gente "normal". Así de simple. Ni muy muy ni tan tan. Es matemático; emocionalmente matemático.

Pero como en el frágil y maravilloso mundo de nuestra querida neurosis a una de cal casi siempre la acompaña otra de arena, tal situación de cosas inaugura una nueva disyuntiva: si tengo más espacio y más tiempo, me angustio porque no estoy haciendo "todo" lo que podría hacer. Me apabullo con una danza imaginaria de proyectos que zumban siempre urgentes, necesarios, impostergables. Usualmente enormes emprendimientos, inasequibles y confusos. Me frustro y me acuerdo de que el TOC también cumple la función histórica de distraerme de mis hiperexigencias y las de mi entorno y de poner en segundo plano (y hasta justificar desde la victimización que obtengo como opción ganancial de la patología) mi vergonzosa vagancia.

17. Geografía, dolor, transiciones y esperanza

Han pasado varios meses desde el párrafo anterior. Cambió mi geografía a gran escala (volví de Los Ángeles a Buenos Aires) y también a pequeña escala (me mudé de barrio y, por ende, de casa). Una síntesis apretadísima de mi viaje sería: el tratamiento fue exitoso, mi repentina decisión de interrumpir la estadía en Los Ángeles y retornar a Argentina porque uno de mis gatos estaba muy enfermo me condujo hacia una exposición sumamente importante: la de tomar un avión sola. Continúa sorprendiéndome cómo las urgencias y los deseos urgentes son capaces de empujar al TOC en favor de un objetivo certero e indiscutible. Pero volver sin preámbulos significó también retornar a mi casa de Colegiales, la misma cuya arquitectura está montada sobre los cimientos torcidos de mi trastorno. Había pedido que me compraran un catre y una mesita. Eso era todo lo que necesitaba. No iba a volver a usar mi cama ni las mesas u objetos de la casa. Apenas puedo tolerar recordar el dolor y la tensión que me provocaba habitar ese lugar. El nivel de carencia era extremo. Lo que caía al piso sucumbía, con lo cual poco a poco fui perdiendo las almohadas y las mantas, mucha ropa y hasta las ganas de sonreír. Me costó muchísimo interactuar fluidamente con mi gatito enfermo. Y si bien me ocupé, casi obsesivamente, de toda gestión posible en el intento de encontrar alternativas holísticas de tratamiento para su cuadro –que era irreversible– incluyendo interconsultas con veterinarios internacionales, búsqueda desenfrenada de información online y hasta el riesgo aduanero de haber traído conmigo un protocolo de suplementos naturales especial en el bolso de mano desde

EE.UU. hasta Buenos Aires, no pude dormir con él y acariciarlo suficientemente, no pude poner el cuerpo todo lo que habría querido, y eso me atormenta, aún hoy. Y si bien sé que de no haber estado presente mi padre, que fue quien se ocupó de las cuestiones más físicas relacionadas con el cuidado de mi bebito, sin dudas habría sido yo quien lo hiciera, me indigna haber visto al TOC hacer abuso de la ventaja de que "otro se ocupe". No pude ofrecerle mi regazo en sus últimos días. Al menos no lo suficiente. Y son de esas situaciones en las que me pregunto: ¿si sé que de no haber estado papá yo lo habría hecho, por qué no lo hice de todos modos? No pude arroparlo y confortarlo como la madre que siempre fui para él. El TOC me ha quitado tanto. Sé que he sido una gran madre para mis gatos. Y continúo siéndolo. Y también sé que esta sensación de culpa es absolutamente injustificada. Pero es que a veces el terror es tan mezquino. Fundamentalmente conmigo misma.

Mi sueño había sido llevar a mis gatos a vivir conmigo a Los Ángeles. Incluso habíamos comenzado las gestiones pertinentes para que fuera posible. Pero mi tratamiento en Los Ángeles se hizo más largo de lo esperado y el dinero se fue agotando en forma estrepitosa. Me duele haber estado lejos tanto tiempo. Pero quizás lo cierto es que no tenía opción si la decisión era apostar por mi salud.

Un tiempo después de que mi bebito cuadrúpedo falleciera, me mudé a un nuevo departamento. La mudanza estaba programada como uno de los primeros movimientos necesarios a mi vuelta de EE.UU. Solo que por supuesto no me iba a mover de su lado, así mi vida en la vieja casa fuera insufrible.

La búsqueda de departamento fue ardua, porque los requisitos que el TOC exigía a la hora de considerar a una vivienda apta y adecuada eran muchos y muy complicados. Finalmente encontré mi lugar. El espacio adecuado para probar las herramientas conseguidas en Los Ángeles. Lejos de haberse tratado de una "huida" de mi viejo hogar, mudarme fue la oportunidad de renovar y redoblar la apuesta a la salud. He escuchado por ahí que a las personas con TOC que han transitado tratamientos se les recomienda no regresar a sus viejos lugares, aquellos que están demasiado consignados por el trastorno o que albergan (y podrían reeditar) viejas memorias sintomáticas. Con lo cual, y no sin dificultades, me aventuré entusiasmada y esperanzada a esta nueva empresa. Tenía que poder habitar una casa y no tornarla laberinto. Soñaba con sentarme a comer en una mesa y no aferrando la comida a mi cuerpo, guardar mi poca ropa en un placard en lugar de atiborrarla junto con alimento y bolsas con elementos de higiene sobre un ténder emplazado sobre mi cabeza, dormir en un colchón cómodo en vez de sobre los duros hierros de un catre diminuto, lleno de bolsas de farmacia o supermercado y cajas de pañuelos de papel. Quería un balcón al que poder salir para beberme el sol en las mejillas y volver a sentarme en un inodoro… como hace la gente. Era hora de probar las herramientas ganadas y construir un hogar para mi gato y para mí. Probablemente aún esté lejos de tener las habilitaciones de una vivienda habitada por alguien sin TOC, pero sin dudas –y con mucho orgullo y alegría– puedo decir que lo logré. Tengo un hogar: ceno sentada en la mesa, pongo el culo en el inodoro –la mayoría de las veces– y salgo al balcón a beberme el aire en las mejillas. He procurado un territorio de bienestar para mi gato y para mí. Estoy atenta, muy atenta. Las memorias de disconfort no me permiten bajar demasiado la guardia. He aprendido a disfrutar de las pequeñas conquistas hogareñas cotidianas. Intento no darlas por sentado, por cuanto, de hecho, no son garantía sino producto de mi constante voluntad.

Para poder transitar esta transición y mis permanentes intentos de acceder a algunas cuestiones del mundo real, tuve (y tengo) que llevar adelante una cantidad importante de exposiciones naturales. Se trata de cómo articulo, a partir de lo aprendido, mi respuesta comportamental ante las intrusiones que irrumpen inespe-radamente, durante mis incursiones en nuevas escenas. Conozco el ciclo sintomático del TOC y el procedimiento terapéutico de la EPR, entonces arremeto contra las compulsiones allí cuando entro en pánico. De otro modo, no podría flexibilizar ningún tramo de mi intento de acceder a una vida cotidiana más funcional. Sé que este tipo de exposiciones suponen un riesgo: se me puede ir la mano en pos de no fracasar. Y me ha ocurrido en varias oportunidades. Y en este exceso de valentía, sin la supervisión de un terapeuta o de un protocolo específico, es posible, una vez que el terror vuelve a tomar el mando, terminar aún más lejos del objeto o situación temida. Me he dado cuenta de que los terapeutas parecen tener sentimientos encontrados acerca de este tipo de tareas autoadmi-nistradas. Quiero decir, parecen estar todos de acuerdo en que es posible que un paciente se autoadministre exposiciones terapéu-ticas –aun en ausencia del terapeuta– siempre y cuando estas se organicen como un programa de trabajo que incluya cierto nivel de anticipación y planeamiento, y que, por supuesto, se estructu-ren en función de los protocolos disponibles. Pero existen dudas en torno a las exposiciones naturales o espontáneas. El problema, sin embargo, radica en mi imposibilidad de estructurar todas las exposiciones como terapéuticas. Mis intrusiones y mis respuestas compulsivas son tantas y tan variadas, e incluso renovables y ca-paces de dispararse sobre tantas situaciones y objetos posibles, que no cabría posibilidad alguna de organizarles las exposiciones terapéuticas correspondientes de modo estructurado y con antici-pación. Claro que la habituación que deviene de cualquier trabajo terapéutico de EPR tiene la capacidad de "contagiar" su anatomía conductual a los enfrentamientos de otras escenas temidas. Aun así y contando con aquello, no he podido (y continúo sin poder) evitar tener que extraer súbita y sistemáticamente de la mochila las herramientas aprendidas, cada vez que me intenta tomar de rehén una intrusión inesperada. Y como en la mayoría de las situaciones imprevistas que, además, requieren resolución rápida, no importa demasiado el orden en que se toman dichas herramientas. En todo caso se las rescata y pone en uso a los manotazos. De más está reforzar la idea de que la efectividad de la EPR se mide en términos de eficacia de las exposiciones terapéuticas. Con lo cual, en modo alguno pretendo sugerir que estas puedan ser sustituidas por las exposiciones naturales. Todo lo que pretendo señalar es que podría ser lícito —aun con los riesgos que conlleva— incluir en la vida cotidiana de un paciente en recuperación el uso espontáneo —y quizás algo caótico— de los recursos aprendidos en el tratamiento terapéutico. Sigue siendo, en mi opinión y de todos modos, un tema complejo que aún no logro desentramar cabalmente.

18. El chispero (o la teoría del chispero)

En este momento experimento un exceso de energía que me rehúso a denominar simplemente emocional porque, en general, llamarlo así no hace más que entregarlo a la duda de sentido y veracidad. Voy a sostener la incógnita respecto a su materia. Es el 23 de abril de 2015, y ha pasado toda el agua que debía pasar bajo el puente desde la última vez que escribí. Me gustaría saber si esta que soy en este instante es el resultado paulatino de buenas terapias, buenas compañías y una alta y honrosa dosis de voluntad o simplemente un espasmo cómico de lo que Eduardo —mi nuevo terapeuta— llama "trastorno límite de la personalidad". Y si bien aún se debate entre ubicarme como un exponente clásico del cuadro, o avisarme que no cumplo con todos los requisitos arrojándome al territorio periférico del espectro, vengo últimamente leyéndome desde este nuevo diagnóstico que se agrega a mi ya desvencijada etiqueta TOC.

También creo que las personas habitualmente encomendadas a la mirada y la palabra de un terapeuta desarrollamos el vicio de sabernos diagnosticados y aprendemos a apodar casi cualquier conducta propia con el nombre (y la intención) de un síntoma. En mi caso, además, agreguemos que estoy hablando de terapia cognitivo-conductual, por lo tanto, no solo me "leo" desde el síntoma, sino que, además y fundamentalmente, adjudico casi todo rasgo de mi comportamiento a una función o manifestación química cerebral específica. Si el psicoanálisis es el culto al inconsciente y redunda en adjudicar a cada acción una intencionalidad casi siempre inapelable por oscura y contradictoria con el discurso consciente del sujeto, la TCC –cimentada sobre su alegada base científica– es la oda a la desintencionalización. Allí se celebra al cerebro como máquina productora de chispitas explicadoras de casi cualquier empresa humana: hay chispitas para el amor, el trabajo y la familia; chispitas para el aburrimiento, el fracaso y la intensidad de cualquier tipo. Cada chispa tiene el nombre de alguna enzima u hormona, y cada vez que me tomo en serio las angustias, los amores, los dolores y las penas, creo que a los adeptos a este modelo particular de la psicología les da un poquito de risa. Como sea, ambas escuelas me han hecho dudar siempre de mis verdaderas intenciones. No importa si se trata de la novela neurótica o de fotos cerebrales, poco de lo que soy parece ser patrimonio honesto de mí misma, si es que existiera un mí mismo propio y en potestad de sus honestidades. Por lo tanto, lo que algunos ingenuos celebran como mi gran capacidad autocrítica no es más que un gigante autodescrédito. Y en esa línea de cosas, lo que debo agradecerle a la TCC es que, al menos, desde ese paradigma terapéutico, no siento tanta culpa por lo mucho que no hago tan bien como quisiera.

¿Y qué me pasa?, ¿de qué se trata esta energía excesiva que me invade majestuosa, promisoria e inconveniente desde hace varios días ya?

Simple: se trata de energía erótica. Debo reconocer que llamarla de ese modo me da un poco de gracia y vergüenza. Suena a constructo metafórico, no dice mucho. ¿Qué quiere decir energía?, ¿a qué me refiero con erótica? Ni idea. Pero lo cierto es que está en la línea de un exceso sensible delicioso y punzante a la vez. Se parece a una mezcla tibia de ansiedad, angustia, deseo y expectativas que se abarrotan un poco desordenadas en la falda de una novel libertad de movimiento algo espástica. Soy una persona con poca plasticidad antelatoria. No puedo anticipar los cambios con estrategias o agendas de actividades. Por eso, en general, mis *clics* se producen de manera inadvertida, y solo soy capaz de aventurar explicaciones posibles en retrospectiva. Todo comenzó hace algunas semanas, o quizás unos meses, quién sabe. Fue un poco después de mi mudanza a este nuevo y bello departamento, movimiento que de por sí mejoró la ubicación de las piezas en el tablero y parece haber liberado algunos casilleros importantes y muy vitales. Fue coincidente con el comienzo de clases. Me refiero a los talleres de canto que volví a dictar. Mi vida social, siempre antes escasa y complicada, floreció repentina llenando espacios viejos con nuevas amigas y amigos, hoy entrañables. Incluso con reencuentros adorados, que todavía, a esta hora de la madrugada, celebro al recordar. Y de repente, me corté el pelo. Oscar, mi peluquero, tenía en sus planes un corte muy corto porque según él, ¿cómo podía ser que nunca me hubiera cortado corto, con esa carita que tengo? Claro que mis planes eran otros: seguir soportando la espera para volver a tener el pelo largo, pero con un poco más de gracia. Mi sueño era ser rubia y de pelo largo como ella: la novia del que fuera el hombre de mis sueños. Es largo de explicar, quizás lo haga en algún momento. Sin embargo, los sueños y los planes eran otros. Casi siempre lo son. Porque me parece que es en la intersección elástica entre los planes y los sueños propios y los ajenos en alianza donde está la única posibilidad de obtener alguna cuota de verosimilitud y realización. Le dije que si bien la idea era mantener el largo, iba a terminar haciendo lo que él quisiera. En principio porque creo que los peluqueros son artistas y sería una falta de respeto mi intromisión ignota en el mapa mental de su obra por venir. Y en segundo lugar porque soy incapaz de contradecir a los personajes que están tejidos en el manto de mis idealizaciones. Así las cosas, con la nuca libre y un par de patillas castañas, el espejo me devolvió la imagen de un pibe. Fechemos el evento: el viernes 10 de abril de 2015, me convertí en un pibe. ¿Por qué es esto tan importante? Porque nunca me sentí tan mujer como ahora que no me veo como una. Gran parte de mi vida, y sobre todo según las evidencias líricas del anecdotario de sesiones con distintos terapeutas, temí a los peligros de sentirme un niñito frente a mi madre y a algunas otras mujeres. Hablé de aquello y confesé no poder evitarlo. La teoría, atravesada, por supuesto, por los bellos, tentadores y a veces cansinos parámetros telenovelescos de la psicología (en especial el psicoanálisis), era que no se había producido en la historia pasaje de mando alguno. Algo así como que mi vieja había decidido conservar para sí el trono y la corona de única representante del género femenino de la familia, además en versión potente, espléndida, hipersexualizada y exitosa. Y que yo, carente de recursos para reclamar un nombramiento, había sucumbido a cierto efecto "Peter Pan", inhabilitada para la vida adulta y condenada a no ser mujer. Un niñito para siempre, frente a la contundencia inapelable de las verdaderas mujeres. Aprovechando, entonces, el guiño poético de la fábula, podría decir que la mano mágica de Oscar me convirtió en mujer por vez primera cuando me encontré con lo temido frente a frente. Me gusta la metáfora provocadora de este enunciado, aunque a mi terapeuta le parezca una tremenda pelotudez.

Con bríos renovados y, una vez más, sin la más mínima anticipación estratégica, salí a la caza del muchacho. Y no me refiero al que lúdicamente saludo frente al espejo, sino al chico para besar. El otro. En el palacio tétrico del TOC no hay metáfora ni mano mágica y mucho menos chico para besar. Ya se sabe. Pero aunque me aterre el mero acto de escribirlo (no vaya a ser que sea penado el entusiasmo y la palmada en la espalda), debo decir que ya no vivo en ese lugar. Uff, lo dije. La cuota de intrusiones y compulsiones que me acompaña en este momento se reduce cada día un poco más ante el roce recurrente de mis nuevos elásticos emocionales. Tampoco me atrevo a verificar fehacientemente su origen. Ya he mencionado lo dificultoso que resulta no desconfiar de mis tejidos argumentativos a la hora de explicar procesos, teniendo en cuenta las múltiples y variadas intervenciones terapéuticas (incluyendo las autoadministradas). Así que diré que simplemente se me dio la gana de tener ganas de besarlo. Acompañada por mi nueva y querida amiga Julieta, armé la escena, barrí algunos obstáculos del contexto y me dediqué aquella noche y aquella madrugada a hacerle saber que me gusta. Incluso creo que una de las delicias de aquel evento fue verme constituir el deseo de otro, a partir del deseo de desear a otro. Quiero decir, yo también me enteré allí, en el escándalo inocente de mi propio movimiento, del texto erótico que le entregué minutos después para que leyera. Me gustó tanto verme trabajar para gustarle que finalmente me gustó. Y quién sabe si es porque el trabajo aún está en curso, o me gustaron demasiado sus besos, o me encantó saberme deseante con tanto y tan dulce descaro, que me invadió este exceso sensible, especie de fueguito simpático iluminando la emergencia de una leona algo bizarra y graciosa, pero decididamente interesante como propuesta. Intensidad es la palabra adecuada. Es evidente para mí que funciono mucho mejor cuando estoy pigmentada por este tipo de energía. Es como una legitimación de mi caos, al servicio de más caos. No se puede "hacer pie", por lo tanto, cualquier espasmo lúcido es suficiente estructura. Mi característico histrionismo se vuelve menos bélico y más amigable y hasta soy capaz, a mi avasallador modo, de una notable empatía.

Y si bien es lícito haber recibido *feedback* del estilo "lo que sentís es patrimonio tuyo, e independiente de los activadores externos", siempre estuve alertada acerca de la naturaleza inevitablemente transitoria de mi estado. Por más que queramos disfrazar de optimismo el barullo dulce de que fui guardiana, todo depende del pibe. No hay con qué darle. Y digo del pibe en su función de alentador de mi histeria cuando me boludea y no aparece. Y sigo diciendo del pibe cuando me besa y me gusta sospechosamente demasiado considerando su número bajo en el medidor de mi buen gusto. De la novela corta depende y no es mi patrimonio, sino suyo. Por eso, hoy, a esta hora, estoy aburrida. He creado, sin embargo, grandes pequeños hitos durante esta corta visita a mi propio circo interno: dos clases maravillosas y transformadoras para mis alumnos de taller de canto, la conquista de una serie de exposiciones contra el TOC que venía postergando con la complicidad de la evitación compulsiva, la creación de algún relato prometedor sobre la toma de riesgos, algo de poesía, duchas semiplacenteras luego de años de padecerlas invariablemente, una nueva canción y quizás la lista sea más extensa en boca de quienes han sido testigos. Qué bien que se sentía esa mezcla asquerosa de tensión, ansiedad desmedida, anorexia, hiperactividad, calentura y desborde creativo. ¿Adónde se fue? Se me ha escapado de los dedos como arenita floja. Me aburro...

Con tal de hacer algo al respecto, o simplemente como una consecuencia más de las múltiples operaciones mentales de las que era capaz con semejante exceso impulsivo, intenté debatir y diseñar algunas fórmulas estratégicas para derivar algo de ese brío hacia algún otro destino más estable: pensé si era posible la tolerancia al abanico de grises de que suele estar compuesta la vida adulta, e incluso –en lo que consideré la mejor opción teórica– supuse que si podía procurarme un "chispero" o "encendedor" diario de alguna índole no muy compleja, mi psiquis podría estar satisfecha de intensidades para continuar con su día regular sin grandes sobresaltos y con cierto acceso exitoso a la performance de las actividades del adulto promedio. Es decir, no se puede vivir doblada y retorcida de *angustiamor* como único motor posible para el advenimiento de la obra personal. Pero si fuera capaz de procurarme el acceso a una dosis medida y diaria del combustible adecuado, quizás, entonces, al modo de un orgasmo, me tranquilizaría y podría ser un poco más "normal". ¿Será que mi vagancia es un piquete contra el aburrimiento? ¿Se me puede cuestionar el escaso uso de mis recursos, la dificultad para ganar dinero o tener éxito cuando la estructura de mi personalidad pide a gritos truenos cotidianos para funcionar? ¿Debería mi terapeuta hacer su magia dialéctico-conductual y convertirme en "la vecina de enfrente" mutilando mi tierna tendencia a la personalidad límite o proclamarse habilitador altruista de mi gran obra por venir, y alentarme a inmolarme en beneficio de la sociedad? Considero que debería ocuparse de ese conflicto ético cuanto antes.

De todos modos es difícil pensar que el caos sea solidario de la creatividad sostenida. Algo de estructura (y aburrimiento) debería yo admitir si pretendo resultados exitosos para mis emprendimientos. Volvemos, así, a la "teoría del encendedor". No es fácil. Hoy me queda más claro que nunca a qué se refería este mismo terapeuta cuando en las reuniones preliminares me decía que el TOC y mi personalidad se llevan como el culo. Uno retiene y la otra se expande; el primero teme y la segunda arremete. Comparten, sin embargo, cierto nivel de rigidez en sus muecas. Estaba relativamente orgullosa (lo sigo estando) de algunos de los enunciados motrices del TOC, específicamente aquellos que me preservan del contacto sexual. Me gusta ser "la chica recatada", la que no coge ni "histeriquea". Me encanta contar los meses o años de abstinencia a la gente y agotar a la platea con mi fantasía de espera del príncipe azul. Me regodeo estúpidamente con una versión bastante poco creíble de ingenuidad e inocencia. Me anuncio prístina, por patología, y hago gala de su emblematización.

Lo que sucede es que mi posibilidad de sostener el personaje en mayor o menor medida depende de quién sea el interlocutor. Y luego acontece "la otra", incluso en el marco sórdido y paradójico de la chica nívea: la que estimula los textos urgentes de los agujeros ajenos, la que sobre el escenario se arranca la ropa a jirones y babea de placer. Claro que, mientras regía el TOC, era sencillo explicar que mi único espacio erótico era el escenario. Un rectángulo cuya retórica inmoderada encendía mi desvencijada llama. Circunscripto, balsámico, necesario drenaje de lo que de otro modo haría explotar por omisión a cualquier mortal. Pero ahora, las uñas de la loba andan queriendo raspar otras telas. ¿Se puede ser la nena buena con las garras llenas de sangre? Otra vez me arrojo a la invalidación pragmática de la dicotomía. ¿Para qué tantas preguntas si no recuerdo vez alguna en que las respuestas tentativas hayan sido mentoras de cambio en la acción? Pero me aburro... No sé andar los tramos previos al éxito. No soy constructora. No sé hacerlo. Creo que debe haber en el anverso de mi cabeza algún paradigma político regido por una reina-fantasía que todos los días le cuenta a su pueblo que algo muy maravilloso está por ocurrir. Le pide a su gente que esté atenta y preparada. Estoy fascinada hace tanto tiempo con la voz altisonante de esa reina-promesa... Me veo envejecer oyendo sus hipnóticas historias y parezco frotar entusiasmada mis manos mientras la miro agitar suavemente sus brazos desde el palco de palacio. Ese es, a mi criterio, el timbre de voz de uno de mis más complejos trastornos.

Hoy llevé mi instinto de pelotuda afligida hasta las cercanías de su máxima expresión. Estoy triste y frustrada como lo estaría cualquier adolescente a la que se le ha negado el saboreo de su chupetín. El pibe y su confusión fueron el tentempié más tentador del día. Y acepté verlo. Su argumento era que quería ayudarme a subir a la casa una tabla y dos caballetes que había comprado con mi amiga Julieta en el Easy, porque yo le contaba por WhatsApp cuánto me angustiaba la anticipación de mis intrusiones de contaminación al respecto. Exageraba yo cuando le contaba. Exageraba él cuando se ofrecía a ayudarme.

Desde el instante en que lo vi, le abrí el portón a uno de mis más añejos y cuestionables hábitos: el reclamo. Pocas veces estoy segura de la legitimidad de estos exabruptos repentinos a los que se encomienda mi voz y mi gestualidad, y que parecen altamente inevitables. ¿A qué me refiero con esto? El pibe vino rápido porque minutos después debía ir a buscar a su novia (sí, su novia) a un cumpleaños. Dejo, por favor, de lado cualquier consideración respecto a su vomitiva histeria y me dedico, como casi siempre, a mis propias miserias. Tengo razón en pensar que el dolor por semejante noticia alcanza para herir composturas. Sí, claro, me dolió. Sin lugar a dudas, lo vi y lo quise para mí. Más aún y con certeza, me conmovió saberlo allí para ocuparse de mí y de mi TOC. Pero ¿realmente me quebró el corazón en semejante magnitud saber que se iba con "la otra", como para justificar la intensidad, la vehemencia y el volumen de mi protesta? Ahí es donde me dudo y me sospecho. Por supuesto no hice más que espantarlo. Final de la historia, le pregunté qué es lo que quiere y me respondió que "ser mi amigo". Horas antes me decía que tenía ganas de verme y no paraba de pensar en mí. De ningún modo voy a permitir las letras de un anecdotario de boludeces intrascendentes en mi texto, pero hay un margen de relato femenino que no estoy pudiendo evitar. Porque sigo sin entender, desde todas mis aristas histéricas, histriónicas y dramáticas, por qué no me quiere. Aunque en un punto sea, justamente, ese "no me quiere" el motor más delicioso de mi interés en él. Me siento desordenada y sucia. Me avergüenzo de haber interrumpido mi cena con Julieta para mordisquear a escondidas las migajas flacas que el pibito tiraba al suelo regado con mi sensibilidad. Detesto esta sensación de desorden y, en un punto, era el TOC el que me prevenía de ella. Estoy escribiendo con la computadora sobre la tabla de madera que compré y que fue el argumento por el cual recibí la ayuda de él. Hay una frase que me atormenta. Una que dije hace un rato aquí mismo, mientras lo atiborraba de demandas, reproches y excesos sonoros de mi garganta enojada. Le dije algo como: "¡Qué me importan esa tabla y la computadora!", desinvistiendo al TOC de su impacto e importancia en mi vida y casi confesando que lo había traído (al pibito) engañado hasta mí. Luego de que se fue, toqué cosas en la casa, de esas que "no se tocan". Me siento sucia y confundida. Temo haberme contaminado. Quise enchufar la compu y mi cabeza tocó el reverso de la tabla, en donde hay una mancha gris que podría ser "tóxica" o "peligrosa". Este estado emocional tan caótico me tiene repartiendo exposiciones espontáneas a mansalva que también terminan por confundirme. Me quiero lavar la cabeza, pero sé que no debo. Es demasiado. Estoy obrando en exceso, sintiendo en exceso y por supuesto, como casi siempre, pensando en exceso. Estoy acercada al borde de algún abismo cuya naturaleza podría ser sana o patológica, pero no tengo idea. Ignoro cuán preparada estoy para recibir la bocanada. No sé si replegarme o expandirme. Estoy agotada. ¿Es esto que me pasa normal? ¿O estoy en riesgo? El TOC me mantenía lejos de estos vientos turbios, que no sé si son patrimonio de autogestión o hedores provenientes de esa jungla que hay allí afuera. ¿Y qué si soy yo la que construye oscuridades?

La casa se ve extraña con esta tabla y estos caballetes sucios. Quiero sacarlos porque me angustian. Pero si él estuviera aquí conmigo... amaría estas maderas.

Me da ternura y preocupación el nexo desopilante entre uno y otras. No puedo acostarme y apoyar el pelo contaminado en las almohadas. Pero si él estuviera aquí conmigo... no existiría combinación más obvia que mi pelo sucio y las telas de la cama. Así de simple en el mundo de la dopamina.

Pero ¿cuánto duraría este amor si fuera recíproco? Si la terapia para combatir el TOC se basa, al menos en parte, en el cuestionamiento y refutación de las ideas intrusivas, ¿qué tratamiento se ocupa de desmantelar las también irracionales ideaciones del enamoramiento? No me creo, ni aquí ni allí. Ni hoy ni ayer. Ni TOC ni *border*. Ni amando ni amada. No me creo nada. Y la vida continúa, a paso firme y constante, pasando por aquí, mientras yo paveo en círculos en la pequeñísima rotonda del "nada de esto es cierto". Cada tanto me chifla, pero a mí se me ocurre agitar la mano en un rulero, saludarla con onda y pensar en atenderla la próxima vez, total, en unos días vuelve a venir.

¿Qué carajo estoy haciendo? ¿Por qué no puedo parar de dar vueltas en esta estúpida calesita mal confeccionada por mis manos torpes y vagas? ¿Cuál es mi problema? Es decididamente bochornosa mi pericia para perder el tiempo. Y no hay razón para pensar, aun en el más optimista de los casos, que algo de esto vaya a cambiar. No voy a apoyar mi taza de café en la tabla. Y escribo otra vez el dibujo

de mis compulsiones. Total, la vida real, esa que tanto anhelaba beberme, también es aburrida, repetitiva e incapacitante para mí.

Pero si él estuviera aquí conmigo...

19. El pibito, la tabla, la ira y el 20 % a favor

No sería atinado adjudicarle el gran evento de hoy a aquella
idea supersticiosa que anuncié hace unas páginas, cuando escribí que esperaba que el optimismo de autoproclamarme fuera del
territorio del TOC no fuera castigado. Debo decir que hoy tuve un
episodio muy fuerte de mi trastorno obsesivo-compulsivo. Uno
que se pareció mucho a los viejos exabruptos del pasado no tan
lejano. Hacía meses que no experimentaba algo así. Me asusté.
Fundamentalmente por la potencial amenaza de una recaída. "Si
todo vuelve a ser como antes, no voy a aguantar". Eso repetía hasta
hace un rato, espantada por la memoria motriz, cognitiva, sensorial y emotiva que trajo consigo la escena. La tabla de ayer fue el
anticipo sutil de la espeluznante tabla de hoy. Desde hace algún
tiempo, venía experimentando la vida cotidiana como hilvanada en
otra trama, diferente a la del TOC. Casi que me había hecho el favor
de desidentificarme con la patología, casi que me sentía una chica
normal. Mis remanentes (y resistentes) intrusiones y compulsiones
habían podido ser acomodadas con prolijidad entre los huecos de
hábitos más ordinarios y saludables. Así estaba bien. Más o menos
bien. ¡Qué va, bastante bien! Pero hoy, mi temor a la madera y sus
manchas escaló violentamente y se activó el mecanismo peligroso
casi por completo. Evitación, lavados, ansiedad, preocupación, el
circuito conocido. En lo que ahora entiendo como manotazos an-
ticipatorios de ahogado, pero en su momento creí entender como
parte de mis recursos de acción para no recaer, le pedí a Bocha que

me ayudara a limpiar la tabla. Claro que antes le insistí para que saliéramos a intentar comprar otra. Los locales estaban cerrados y no tuve más opción que enfrentar la funesta realidad de mi pelea interna.

Una cosa sabía: no debía (ni podía) tirar la tabla. Ningún argumento, ni siquiera el estético, podía ser tomado en cuenta. Si lo hacía, el TOC ganaba la batalla por KO y el peligro de una recaída aumentaba. Vale aclarar, aunque asumo que la relación es evidente, que ya estaba yo estresada, molesta y alterada por toda la situación de la noche anterior, en la que, no casualmente, también había quedado involucrada la tabla. El pibito, mi llanto, su inacción y la tabla.

Limpiamos con Bocha la madera, haciendo especial hincapié en eliminar las manchas. Esas que mis alarmas irracionales consideraban potencialmente tóxicas y amenazantes para mi ropa, mi cuerpo, la casa y, por qué no, el mundo entero. Mi mejor amigo no sabe lidiar con el TOC. Nunca pudo. Transpiraba mientras frotaba lenta y torpemente la esponja sobre las vetas aumentando mi impaciencia. En un punto decidí explicarle con mis propias manos cómo quitar una mancha con una esponja. Era interesante ver en mi propio movimiento la intersección exacta entre mis temores y mis nuevas elasticidades. Porque podía agarrar la esponja, tocar la madera y raspar con potencia y velocidad. Algo de mí que ya hace rato tiene capacidad actuante arremetía contra el pánico como si supiera que iba a estar todo bien. Pero la fragilidad y tensión a las que sucumbo cuando estoy tomada por los síntomas también se hacía presente, con cierto tinte deforme, en cada hueco posible, en el vaivén de la esponja, como arañándome las pestañas para intentar desencajar mis ojos enfocados en la tarea. El nerviosismo de Bocha se montó sobre mi ansiedad y se produjo la herida que una y otra vez nos dañó la alianza en escenas similares del pasado.

Y ocurrió el desmadre: Bocha había guardado la esponja "contaminada" en uno de los bolsillos de su campera y en el otro las llaves de mi casa, que hacía un rato se habían caído en la calle y yo no había querido guardar. Le pedí que se fuera. Me dijo que buscara las llaves en su bolsillo, pero como sus manos estaban "sucias" y no quería tocar nada, no fue clara la seña. Introduje la mano dentro del bolsillo equivocado y me topé con la esponjita. La colección sucesiva de compulsiones hechas por mi amigo terminó por desbordar el poco intento que quedaba en mí de no quebrarme.

La ira de la que fui capaz no es novedosa, sin embargo, pertenece a otra coyuntura. Estaba regida por dos disparadores: la bronca por haber tocado la esponja y la desesperación por la peligrosidad del hecho de que Bocha no la hubiera tirado a la basura. Guardarla es, por supuesto, haber legitimado la intrusión. Él sabe que sus acciones facilitadoras de la patología solo potencian la enfermedad. Sin embargo, no puede evitarlo. En mi cruzada por no sucumbir por completo, amedrentada por esta inesperada tormenta, remando contra corriente con los brazos flacos, a veces también rendidos, sus compulsiones eran violencia y desamor. Lo sacudí apretando la tela de su campera en mis puños, grité, me arranqué la ropa del cuerpo, rompiendo mi camisa y pateándola fuera de la casa. Completé el 80 % del circuito funesto. Mi amigo paralizado, en su quietud insoportable, redoblaba la potencia de mi furia. Era ese 20 % defendido con uñas y dientes el único número portador de esperanza. Tomé las llaves del otro bolsillo y bajé a abrirle la puerta de calle. Suspendida entre el adentro y el afuera, repetía que no iba a aguantar. Si todo volvía, no iba a poder. La parálisis del Bocha no cesó. Simplemente se trasladó de mi casa a la puerta del edificio. Le dije que si quería podía tocar el timbre luego. Yo ya no quería estar allí, presa de una bisagra. Si hay algo que me caracteriza aun en mi inacción y mi posible mediocridad es el movimiento o, simplemente, la intolerancia a la quietud. En casa otra vez lloré. Y lloré. Se mezclaban en el motor de mis lágrimas dos combustibles de naturaleza diversa. El miedo a la recaída del TOC y el miedo a que el pibito no me quisiera. En ambos casos, el común denominador era el miedo al futuro y una feroz dificultad para convivir con la incertidumbre. Ese 20 % me salvaba del derrumbe total. Gracias a él, podía improvisar alguna técnica, en tibia magnitud, tal como quedarme sentada y esperar. En definitiva, si hay algo que aprendí es a tener en cuenta la capacidad química del cerebro para los cambios de estado anímico. Hablé con mi mamá y le expliqué que lo único que podía prevenir el peligro de una recaída, al menos ante mi pánico a que pudiera ocurrir, era hacer la exposición. Mis memorias de la EPR eran la clave. Acepté que viniera a ayudarme. Al rato bajé a abrir la puerta y noté en el espejo del ascensor la forma y el color particular de mis ojos. Me di cuenta de que muy probablemente era ese, o uno muy similar, el estado general de mis ojos allí cuando el TOC regía mis días. Me cuesta mucho concentrarme. Tengo sueño, pero me resisto a ir a la cama. Las cosas están tan desordenadas desde la era del pibito... Estoy obsesionada.

Mi vieja fue de ayuda. Era un riesgo, considerando su poca pericia para acompañarme en casi cualquier escena que implique tolerar mi falla o mi dificultad *a priori*. Orienté su intervención y conduje la exposición, admitiendo la compañía, el intento de estímulo y el cariño. Toqué la mesa: primero con las puntas de los dedos, luego con las palmas. Ella hizo lo mismo. Le pedí que, además, le diera un beso a la madera. Lo hizo, por supuesto. Me pidió que me atreviera a ir por el dorso de la tabla que, a criterio de mi irracionalidad, era el más contaminado y peligroso. Lo hice, con algo de dificultad. En algún punto del proceso llegó Naty, mi querida amiga, y se sumó a la misión, tocando también con sus manos la tabla. Me sentí querida. Y esperanzada. Mamá fue clave en el éxito de la segunda parte del ejercicio: tocar otras cosas con las manos "sucias". Probablemente si hubiera estado sola, sin testigos ni alentadores, habría sucumbido a la compulsión del lavado de manos. Paradójicamente, también fue de ayuda quien había sido el detonador principal de mi ataque: el pibito. La campanita que anuncia las notificaciones del WhatsApp era una tentación ineludible. Mi deseo de chequear sus potenciales mensajes fue tan fuerte que, aprovechando la consigna, tomé el celular tocando además mi campera (llanto y lamento mediante por temor a perder mis objetos preciados) y completé una parte importante del protocolo de EPR para esta intrusión específica.

Fumé, que también funciona bien como primer eslabón para desmantelar el mecanismo de "cadena de contaminación" tan característico del TOC, tocando entonces cigarrillo y encendedor. El fundamental 20 % fue mi inconmovible decisión de no tirar la tabla. Escribo ahora, igual que anoche, sobre la madera a la que tanto temí, con mis antebrazos apoyados, y una indiscutible y aliviadora sensación de haber doblegado al trastorno en su inesperado nuevo intento de apoderarse de mí.

20. *Ante factum*

Hace unas horas, más precisamente 12 horas, conduje una nueva jornada de mis talleres de canto. Y ahí estaba él, mi pibito nunca mío, tan poca cosa y tan hermoso, tan malvado y tan inocente. Parece no importar cuántas veces le pida auxilio a la ya desvencijada y poco creíble argumentación de que esto no es más que un desafío librado entre letras de mis propios textos y que nada tiene que ver con el chico en cuestión. Estoy atrapada. Y cuando la etiqueta borrosa de su boca que acomodé prolijamente entre la piel y el hueso frontal me da un respiro, solo me aventuro a barajar posibles explicaciones para esta delirante insistencia de mi panza a estrujarse pensando en él:

- No es la primera vez que me pasa. Mi tendencia al pensamiento blanco-negro suscita este tipo de emociones, pero no es más que el flujo tóxico de un trastorno de personalidad, quizás y en el mejor de los casos se trate de un enamoramiento ordinario comandado por una simple operación química y podría haberse puesto de manifiesto con cualquier otra persona como amuleto.

- Ya no se trata del pibe, sino de mi patológica necesidad de que reaccione en forma positiva, y esto es probablemente por mis temores estructurales a no ser querida, no hay modo de que un pibe como este capture mi atención en semejante magnitud, por lo tanto, la única versión posible de los hechos debe estar escrita en el territorio de los mecanismos personales y nunca en arenas vinculares.

- El pibe no importa, nada tiene que ver con él, nunca pasó nada, no hay desde dónde sostener ni un 5 % de mis ligazones afectivas súbitas con él, lo más atinado es llevar el caso a terapia y desentramar, descomplejizar, desestimar, desobedecer, descreer, desplumar, desodorizar.

  Pero, momento. ¿Y qué si estoy enamorada?
  (sin contaminar la idea con salvedades),
  (sin relativizar el enunciado con memorias de la repetición. Es decir, sin dar viejos nombres),
  (sin comas, peros, estadísticas, sospechas, acusaciones basadas en contradicciones evidentes).

Me gusta pensar que existe la posibilidad de estar enamorada. No puedo contárselo a mis amigos o a mi familia. Nada en la escenografía cronológica de mi encuentro-desencuentro con F admite esta posibilidad. Sería juzgada, tomada por loca y repudiada. El problema de mi alegría está en la cuestión de la verosimilitud. Yo no soy correspondida. Entonces, ¿cómo sostener la idea del amor cuando lo único visible es mi terca e insoportable insistencia?

Estoy cansada de raspar telas para buscar oscuridades donde solo siento ganas de su boca. No es posible que ninguna de las versiones de mi interés en un chico haya sido jamás legítima o respetable. Esta vez tengo el beneficio de la duda a mi favor: no es un modelito o actor famoso, adinerado y deseado por las mujeres; no vino a buscarme y ganó por cansancio, y no cumple siquiera con el 30% de los requisitos estipulados por decreto anticipatorio. Se parece más bien a un tropiezo de mis piernas en mi carrera hacia el príncipe azul. Aun así, alguna saliente dulce e imperativa no se hizo eco de las alertas de escasez.

Estoy recurrentemente situada en el punto en que es posible sostenerse *ante factum*. Pero ¿cuál es el *factum*? Es decir, después me doy cuenta de que no quiero estar en pareja. No tengo ganas de tolerar a un pelotudo deambulando por mi casa ni de ahogarme fundida en tiempo ajeno. Me da la impresión de que no solo aguardo que se produzca el "hecho", sino que además exijo que sea el mismo acontecimiento el que defina mi deseo. No puedo responder con certeza demasiado acerca de mi deseo. ¿Qué es lo que quiero? La dicotomía reside en el punto exacto en que cortan comunicación mi intensidad respecto a lo que entiendo como deseado, y mi visión del mismo objeto des-deseado en el imaginario escenográfico del futuro. Otra vez, entonces, no me creo nada. Triste conclusión recurrente. No sé qué más decirme.

Ayer después del taller merendé con Flor, mi amada prima y personaje central en este y otros momentos de mi vida. Hay muchos elementos especiales en mi vínculo con ella. Algunos históricos y otros que deben ser el producto de la brillante habitabilidad que le dimos a la intersección entre ambas personalidades. Ella está transitando una serie de eventos bien acordes con nuestra edad. Hijos, marido amoroso, profesión, trabajo, el cuidado de una madre entrada en años, la muerte del padre, la vida adulta. ¿Y yo? Ya se sabe: una adolescencia muy prolongada, la ruptura suficientemente victoriosa del duro caparazón del TOC, mis intensidades creativas, el intento de aflojar tensiones con una madre aún vigorosa y joven, las elasticidades necesarias para disfrutar a un padre un poco *hippie* y divertido pero muy abandónico, la vida no-adulta. Sin embargo, algo de su pelo y sus mejillas pertenece a otra época. En esas zonas, la piel recibe gotitas de una cerveza en la playa de Villa Gesell, y los mechones rubios flamean entreverados por viento de los 90 y el humo de un porro. Por otro lado, en mis relatos sobre mí misma hay otra voz propia. Una que sabe mucho más y ha crecido convenientemente al ritmo de sus años. Una más sabia y más cronológica. Esa voz mía también habla.

Ahí nos encontramos, Flor y yo. Y la aprendo y me aprende aunque nos sepamos tanto. Una de las cosas que me dijo fue que veía que estoy con una clara tendencia al cambio. Y que esta tendencia se viene manifestando en la acción desde hace tiempo. Orientada al cambio. Creo que eso fue lo que dijo exactamente. Me gustó. Me pareció que no puede más que ser promisoria tal orientación. En las antípodas motrices y comportamentales están el TOC y su oda a la repetición. Me pareció muy bien saber que algo de mi voluntad inconsciente (o no tanto) está al servicio de lo que la patología jamás admitiría como opción posible. Creo que lo que más me gustó de su apreciación fue la idea de consistencia. Incluso más que la de cambio. Si se viene notando hace tiempo, en especial en la acción, entonces la tendencia debe estar alineada con el deseo. Por lo tanto, debe ser cierto. Y mejor aún, no habría razón para pensar que se va a detener, al menos no en el corto plazo. Y si es deseo, pero aparece en el formato de un despliegue consistente, entonces no es impulso. Lo cual lo convierte en un hábito de mejor prospecto.

El cambio. La inquietud de descoser junturas tensas. La lucha cuerpo a cuerpo con el cuerpo encerrado. ¿Qué zona mía es partidaria del cambio? Lo pregunto porque solo parezco atrevérmele a espacios cautivados por la intolerancia a la incertidumbre. ¿Qué parte mía, qué moción, qué instancia, qué pregunta se orientó al cambio y cómo hizo para engañar al TOC y salirse con la suya?

Podría pensar que aquello que mi terapeuta llama *el trastorno límite de la personalidad* puede, en su sesgo impulsivo, vestir mi conducta de tendencia al cambio. Pero no sería lógico pensar que Flor pueda confundirse de esa manera. Como en cualquier trastorno, aun si yo me encontrara ubicada en la periferia del espectro, la coreografía del portador es rígida y algo burda. Flor se debe estar refiriendo a muy otra cosa. Mucho menos patológica. Mucho más vital. Le tengo miedo al horno, pero lo uso. Le temo a la mesa, pero apoyo mis brazos sobre ella. Le tengo miedo al dinero, pero lo manipulo. Le tengo miedo al cambio, pero lo transito. Solo que la visibilidad de la díada es más compleja. O simplemente, y como casi siempre, me cuesta aceptar mi propia vitalidad.

Esto es interesante como dato descriptivo de mi identidad: yo no soy polisémica, soy disémica. En mi discurso manejo un importante nivel de matices, pero, en la acción emocional, solo conozco dos opciones. Siempre dos. Posiblemente, en este fenómeno reside mi espectacular polaridad. Vivir en el aquí y ahora me pide el terapeuta. Pero eso implica inevitablemente un registro muy horizontal de las variables en juego. La disemia se consigue en la especulación respecto al futuro y, por supuesto, con signos de interrogación: ¿éxito o fracaso?; ¿me quiere o no me quiere?; ¿gano o pierdo?; ¿la mejor o la peor? En el aquí y ahora el campo de profundidad es visible, la perspectiva es posible y acontece lo asequible. Yo no sé qué hacer con todo eso.

Hoy me escribió el pibito. Quería saber cómo estaba. Debo reconocer que desperté con una sensación de relativo menor interés. No digo que haya que tomarla necesariamente en cuenta, pero es siempre tentador volver a comprobar la vieja fórmula del subibaja. Si yo subo, el otro baja. Si yo bajo, el otro sube. Al final Lacan tenía razón... Es casi imposible que se produzca el encuentro. Y agradézcome el optimismo (o la ingenuidad) del "casi". Hablando de matemáticas, creo que podría efectuar la operación de cambio de foco si y solo si el lente apuntara a otro chico. No hay subrogados de otra índole para estas cuestiones. Quizás ya esté en condiciones de hacerlo. Tal vez, entonces, como corresponde, el pibito arremeta y oriente el aguijón de nuevo hacia la herida deliciosa. Quizás fracase en mi intento. Tal vez fracase en el suyo. Aquí vamos otra vez, montando la idea ansiosa del futuro en el lomo siempre dispuesto de la disemia. Una cosa o la otra y nada, nunca, jamás en el medio.

Estoy sentada escribiendo, aunque espero algo diferente, la "otra cosa". Poco sé de qué se trata, pero siempre es otra y no esta. Un timbre inesperado, una noticia maravillosa, un giro repentino que conduzca hacia quién sabe dónde. Nada hago para que se materialicen estas fantasías, porque de ese modo serían arrastradas por la acción hacia la dimensión de lo asequible: ese paño multívoco para tocar, oler y experimentar. Es mejor que no estén del todo claras porque correría el riesgo de acceder a algún mapa para construirlas. Esta es una de mis trampas más recurrentes. Es más. Estoy casi segura de que es exactamente así como vivo. En un ahora cansino y privado de una buena parte de mi atención, pero pensando con ansiedad en un futuro que se parece más a un frasco con muchos caramelos pegoteados que a una sumatoria de proyectos diseñados desde el deseo y/o el sentido común.

Hoy estoy triste y ansiosa otra vez porque F no me dio bola en todo el día. Me refiero a las "bolas" que acontecen en el microcosmos fantástico del WhatsApp. Es desde ese único parámetro que se puede medir toda intencionalidad o carencia de ella. Así está el mundo, ¿no?

Contestó en forma escueta algunos mensajes que escribí en el grupo abierto de alumnos. No sé si se dará cuenta de que fueron escritos para buscar su respuesta. Le pregunté luego, y seguramente fue uno de tantos errores, si estaba bien. Rato después me dijo que sí, que todo "tranqui" y me preguntó cómo estaba yo. Le dije que bien y que me había dado la sensación de que él no lo estaba, pero que entonces me había equivocado y que era mejor así. Me puso un emoticón de sueño y dijo algo acerca del frío que empezó a hacer en Buenos Aires. Decidí no contestar. El frío y el sueño son suficiente metáfora.

Recién le decía a Bocha que una de las tantas razones por las que estoy triste y angustiada en relación con el pibito es una cierta sensación de pérdida de la inocencia que experimento a partir de haber decidido desplegar aquel rol de loba conquistadora hace algunas semanas. Hasta antes del primer episodio de salida de cacería del pendejo, yo era la niña TOC temerosa, intocable, pura e imposible. Cada vez que podía, hacía alarde de mis galas de doncella frágil y festejaba mis intensidades espasmódicas, aclarando que solo eran posibles en el territorio controlado y seguro del escenario. Pero entonces empezó el taller de canto. Nada del orden de la inocencia y la vulnerabilidad me rozaban siquiera el discurso, la piel o la violencia de los ojos. Sosteniendo y dando cuerda potente a la creadora de la *teoría del cantante revelado*, mostré las curvas que abrogan a la nena, conté las historias líquidas que solo un cuerpo usado sabe contar, tensé los nudos colectivos que pueden ser patrimonio de archivo de un cerebro con golpes de historia y solo mencionando al TOC podía recuperar algo de esa fragilidad que parezco necesitar para definirme y ser mirada con piedad. Porque hay algo de cierto en ella, incluso más allá del TOC y desde siempre. Pero no le encuentro sitio sano y apacible en la memoria. La intensidad me da terror. La saboreo y salgo huyendo, aunque no se note. Me parece peligrosa, bella, inquietante, vital, asquerosa, brillante, mortal, erótica, trágica y esperanzadora. La intensidad está sucia. Pero yo estoy fundamentalmente hecha de su materia.

La flacura extrema y el terror constituían una diadema muy eficiente a la hora de darle sustento a las tantas preguntas que aún no puedo responder. ¿Cómo se ama? ¿Cómo se es amada? ¿Cómo se coge? ¿Cómo se gana? Y luego, de repente, una fractura de apariencia sorpresiva pero encubiertamente estructurada me convierte en un torbellino feroz. Por un rato. Para un público específico. Y voy mordiendo el elástico que mantiene conectadas ambas puntas pesadas, la inocente y la fiera, pero en verdad hago que lo muerdo apretando los labios inofensiva. No vaya a ser cosa que se corte el hilo y tenga que ir a buscarlas en persona.

En otro orden de cosas que parece no guardar relación con lo anterior, pero en realidad creo que están estrechamente ligados, sigo sintiéndome pequeña e inconveniente cuando interactúo con mi madre. Pensé que el corte de pelo y toda la teoría acerca de cómo mi femenino adulto había irrumpido por vez primera gracias a un espejo masculino iban a tener un efecto contundente sobre esta histórica sensación. Una vez más, mi terapeuta se reía de mi vehemencia y mi afán por validar este enunciado lírico tan de cine europeo clase B. Quizás debiera dejar de resistirme y simplemente convivir con esto. Tal vez no sea tan grave o tan complejo como siempre me pareció. Es que detesto cuando la psiquis arroja espasmos actitudinales inevitables. No tolero la falta de recursos para torcer guiones de la vida cotidiana. La repetición me da claustrofobia, independientemente de cuán vaga sea para hacer algo al respecto.

Sin embargo, en esta como en tantas otras arenas de mi vida cotidiana, no sé probar los dulces aliviadores del matiz. Soy nena torpe o loba feroz. Lo cual es una pena, porque estimo que en el medio hay un mundo entero de *lycra* en el que se puede ser ambas o ninguna, y tantas otras, en dinámica y recíproca coexistencia. Incluso sería más fácil justificarlas (y tolerarlas) en amalgama que por oposición. Pero entonces sospecho que me aburriría sin el dolor de cada esguince necesario para que el cuerpo se me tuerza hacia un lado o el otro. Si tan solo pudiera ser menos rígida al respecto, estoy segura de que perdería mucho menos el tiempo y tendría un acceso más amoroso a mis posibilidades.

Pienso en F, ahora con más ternura. Se me ocurre que me gustaría sentir la piel de sus mejillas contra mis labios. Lo escribo y ya no lo deseo tanto. Cada vez entiendo menos o me maravillo más de la premura con que se menean los jugos de mi química cerebral ante cada estímulo, por más simbólico y mediatizado que sea. Un pensamiento borroso, más bien una sensación, quizás estimulada por el calor de la calefacción, me devuelve una escena sensorial suavemente deliciosa. Luego, la vuelvo carne de letras y se me desarma bajo la tutela de esa nueva armadura. No termino de entender esta dialéctica. Y no es que me empecine en desgranarla y desglosarla como en un experimento, es que fallo tanto y tan escandalosamente en el tránsito hacia el deseo y el amor por un varón que busco data hasta en los tachos de basura. ¿Qué botón tengo que apretar para corregir este entramado bullicioso y malogrado?

Es como si abriera una bolsa con comida en mal estado. Algo de todo aquello jamás fue tocado y, sin embargo, se echó a perder. ¿Habrá conservado alguno de sus nutrientes originales? ¿Cómo separo lo bueno de lo malo, lo útil de lo perecido, la fruta del trigo y lo vivo de lo muerto? ¿Qué debo comer?

Acabo de terminar de ver *Cincuenta sombras de Grey*. Ya había leído dos de los tres libros hace tiempo. Sé que corro grandes riesgos de sonar muy monotemática, pero en este tiempo una de mis más recurrentes preguntas está asociada al amor, el deseo y la elección de alguien para besar. Quiero saber. Necesito saber. No me resigno a someterme (valga la referencia a la película) a los designios caprichosos de esas mociones internas cuya lógica no logro descifrar. Cuando creo haber entendido, de repente desentiendo. El problema es que las sensaciones son las más crueles embusteras. Puedo construir relatos enteros, enunciados inapelables y hasta diseñar un exquisito plan de futuro con la tinta química de mis emociones. Es peligroso, porque como dije, de repente, un giro repentino o un golpe de realidad las destiñe y yo desentiendo. Algunos dicen que debería aprender a tomarme todo mucho más a la ligera. Creo, de todos modos, que está en la naturaleza femenina cierto nivel de dramatización. Dicho así suena bastante peyorativo y se podría mal traducir como que las mujeres son más pelotudas y se creen cualquier película. Sin embargo, estoy segura de que hay también una buena dosis de falacia y disociación en la versión "ligera" masculina. Acá el punto es la inconsistencia. De ella me quejo. No me importa si el guión es romántico, dramático o si se trata de una comedia pasatista. Lo que no tolero es protagonizar un largometraje compuesto de retazos de un *zapping* compulsivo. Me tomo muy en serio mis espasmos. Bueno, no digo yo, pero sí mi cuerpo. Me los tomo tan pero tan en serio que soy capaz de sostenerlos en ausencia, en metáfora y hasta en eufemismo. Es el golpe frío entre fantasía y realidad lo que aún me deja atónita. Creo que lo que más me molesta del pibito es que haya dejado la "casa nueva" tan vacía. Yo me había comprado esta pequeña casita cierta, sin puerta ni ventana, y me tiré a ver la luna y a esperar que la pintara con sus labios y la llenara con su historia. Y de repente, Christian Grey. Qué hombre. Cuánto más lindo e interesante que mi pibito. No debo abandonar la búsqueda del príncipe azul: atlético, bello, brillante, potente y adinerado. Uno cuya sola sombra alcance para sofocar el airecito pedorro de pibitos como el pibito en cuestión de segundos. Pero mientras F continúe batiendo el viento dentro del agujero de distancia que creó entre nosotros, siempre habrá tensión deseante para él. Y así será aunque circulen oleadas estimulantes de Christian Greys o John Mayers. Habrá lugar para todos los que no me han querido, porque nunca he de morder la zanahoria que me adorna la frente.

Decir que F tiene algo distinto es sin duda sospechoso. Pero así lo siento. Cuando hice el tratamiento intensivo para el TOC en Los Ángeles, aprendí a no confiar en mis sentimientos y pensamientos. Fue fácil y decididamente aliviador abrazar esta idea en términos de desafiar intrusiones. Pero ¿vale la misma teoría para el deseo, el amor y la amistad? Me aburro en la repetición incesante de esta pregunta, aunque necesito encontrar un hilo de luz conductor, un grano de legitimidad en alguna región del panorama afectivo. Como no sé soltar, al menos debo saber en qué dirección insistir.

Y después me preocupa otro punto: ¿qué pasa con mi tolerancia al maltrato? Porque en estas insistencias desmedidas no suelo contemplar demasiado mi afectación. Otro de mis termostatos parece estar averiado (¿o acaso se trata del mismo?), y más bien me inclino por la sobreadaptación al servicio de la misión. Parezco una soldado medieval, devota a su rey deseo, poniendo el cuerpo al servicio de algo de lo que poco se sabe, pero que tantísimo importa. El honor, la obediencia irrebatible al texto inconcluso cuya garantía está escrita en los zumbidos cuasi hipnóticos que me autoinoculé.

No es verdad que diga ¡basta! alguna vez. Voy sumisa y eufórica hasta el final, derecho al cadalso, sabiendo que es oscuro todo alrededor; sin detenerme avanzo con la lanza en alto y el corazón abierto. Muero de pie (tras cada campaña) cada vez. Y luego cuando renazco, la historia se ríe de mí y me cuenta que nunca valió la pena. Me pregunto si la soldado medieval promedio realmente creía que alcanzaba con su cuerpo para hacer la diferencia. Porque si así hubiera sido, entonces con más razón puedo decir que compartimos la ingenuidad. Pero si me ofrecieran un pantallazo visual de la meta cumplida, probablemente diría ofuscada: ¿para esto moví el orto todo este tiempo? Quizás sea el *leitmotiv* de mi existencia: correr desenfrenadamente hacia mis objetos de deseo, en tanto y en cuanto jamás se agoten en mis fauces.

El domingo, mientras merendaba con mamá, mi mochila se cayó al piso. Al llegar al bar había decidido mantenerla en mi falda, porque es el modo más seguro de evitarle caídas. Pero a esta altura me incomoda verme incómoda y corregirlo me recuerda la potencia de mis nuevos recursos. Me gusta probar su funcionamiento cada vez que puedo. Así que la apoyé en la silla, detrás de mí, sabiendo que se potenciaban las chances de que cayera. La angustia anticipatoria respecto a esa escena temida ya no es tan grande como antes, así que tomé el riesgo. Eventualmente la mochila se cayó. Fue cuando mamá y yo estábamos divirtiéndonos en un ida y vuelta de mensajes con mi amigo Adrián. El camarero me avisó que se me había caído. Le respondí que ya sabía y decidí, por un momento, no interrumpir la diversión. Lo interesante del caso es que parecí haber redoblado la apuesta: no solo asumí el riesgo de una posible caída, sino que además, cuando se hizo efectiva, retrasé la mudanza de mi atención hacia aquella "pequeña tragedia TOC". La levanté luego, me quejé un poco, la seguí usando con algo de inquietud (pero no tanta) y cumplo con mamá, que me pidió que escribiera la anécdota.

Son las 5.55 am y no quiero ir a dormir. Casi nunca quiero ir a dormir y menos a esta hora. Creo que mi interminable ansiedad por resolver los misterios de mi cerebro me mantiene en vigilia por demás y luego, agotada, soy capaz de dormir muchas horas profundamente. Me aferro al caos y pienso que es un modo de no rendirme a la mediocridad que supone renunciar a las respuestas. Quiero decir, me alegro las pocas veces que duermo en horarios relativamente normales porque pienso que debe haber una promesa de productividad en la cuna de los madrugadores, pero no puedo sostenerlo. Fracaso en forma incesante. Busco algo a esta hora. Sé que busco algo. Y otra vez, no tengo idea de qué puede ser...

Si pudiera transgredir por un momento la premisa de que es en tanto y en cuanto sepa poco de la recompensa que podré contar con el movimiento hacia ella, podría aventurarme a decir que mi problema (y mi motor) quizás esté mucho menos entramado en la necesidad de conseguir respuestas como lo está en la poca o nula información que tengo acerca de las preguntas. Sé que no debo saberlas para poder perseguir su resolución, pero tampoco puedo ordenar mi vida si no le pongo texto a la búsqueda. Debería tolerar la tibieza y el alivio de saber hacia dónde me dirijo. Estaría bueno acostumbrarme a sopesar la compensación, a saberla finita y circunscripta. No puedo vivir engolosinada con el propio vómito de mi ser deseante, como insignia e indicador. No se puede andar tan atiborrada de intensidad ni tan arremolinada, en el augurio de un trazado de destino inasequible y tan multiforme como desértico. Tanta polifonía me ha vuelto sorda. Tal vez me aterre trepar por la soga de mi propia melodía. Quizás me sepa a poco, a pueblo, o a tristeza. También podría ser que fuera tan pero tan hermosa que la exigencia de responsabilidad que implicaría saber de ella para tomarla me parecería aterradora.

De todos modos, la paradoja es que siempre me he quedado con las manos vacías. Y no es que tenga impulsos de cotillón, pero es que por mi intolerancia a la tibieza no me he dado cuenta de cuán escasa y mezquina he sido con mis posibilidades. He soñado tan en grande y con tan poco texto creíble que no he podido mirar al suelo para sembrar.

Recién se fue F. Así como suena. Minutos antes firmé contrato con Secret Road Music Services. Así como suena. Conclusiones: no tendría que haber aceptado el ofrecimiento del pibito para "ayudarme" a atravesar mi terror de firmar el contrato. Siempre supe que no tendría que haber aceptado que viniera. Sin embargo, no pude ceder ante la tentación de mi terquedad. En este momento tengo las siguientes intrusiones: ¿y qué si pasó algo con F y no me acuerdo?, ¿y qué si son ciertas las intrusiones supersticiosas que tuve mientras acomodaba la firma digital en el PDF? Y también tengo algunas sensaciones presuntamente más verídicas: una vez más fue el pibito el que marcó el paso. No tendría que haber exagerado tanto los síntomas TOC para obtener sus mimos en la espalda. De todos modos, ¿a quién no le ha ocurrido? Ya ni siquiera sé si me interesa. Está tan seca la tinta que casi no escribe. La primera intrusión, la del miedo a que hubiera pasado "algo" en mi casa con F, se debe seguramente a las estúpidas morisquetas que hice cuando, justificada por el nerviosismo, me estiraba la camiseta y me la ponía sobre la cabeza, dejando ver parte de mi panza y eventualmente el corpiño. "¡Uh, perdón!", le dije y se rió. En otro momento, y a sabiendas de que algo de mi piel estaba descubierto innecesariamente, hubo algún intercambio de comentarios que no recuerdo. En ese no recordar reside un buen puñado de inquietudes. Sé que no pasó nada. Nos abrazamos, sí, bastante helados, pero no lo suficiente, una vez que firmé el contrato. Sus mimos previos en la espalda me gustaban; me recordaban aquellos primeros espasmos suaves y deliciosos de hace casi un mes. Su boca me sigue gustando. Pero hay tanta tonta distancia que ya huele a caducidad...

Lo que me sigue molestando es que él marque el paso. Que siempre se despida antes de que yo pueda (o quiera) hacerlo. Que nunca "necesite" más, que no se equivoque, que no se le vaya de control ni por un segundo. Me siento rara. No tendría que haber compartido un evento tan importante, en lo simbólico y lo real, con este pibe. Porque no paré de exagerar las intrusiones de superstición hasta el punto de que me afectaron los nervios. El personaje se comió a la actriz por un momento. Y no es que no estuviera ansiosa, alterada y confundida. Pero claro está que hacía falta una cierta dosis de despliegue para hacer algo con una escena que, de otro modo, hubiera sido de lo más aburrida. Esto es lo que me molesta. La sobreadaptación de la que hablé un poco antes. Esa idea de soldado entregado al dolor, casi a cualquier precio. ¿Por qué no preservé la firma del contrato como una pequeña ceremonia íntima, transitada con cuidado y dedicación? Yo no quería la oscuridad del pibito en mi casa. Otra vez me puse la soga al cuello descuidando mi propio bienestar y mi patrimonio. Todavía puedo corregir el rumbo. Lo que pasa es que me hace ruido la asociación inevitable entre una firma y la esperanza de remendar un error. Firmar un contrato no puede ser desde ningún punto de vista un intento de remendar. Mucho menos en un principio. Por el contrario, se trata de una confirmación de confianza, una decisión de caminar en cierta dirección por un tiempo determinado. Debería haberlo hecho sola. Ahora ya está. Voy a dedicarme a festejar de todos modos. Porque por más carga sensible que pueda tener lo simbólico, el contrato y su firma son el resultado de años de profesión, meses de negociación y una gran voluntad personal de torcer ciertas compulsiones de destino. El hecho anecdótico, la firma, no puede tener mayor importancia. No voy a volver a exagerar síntomas porque no puedo faltarme el respeto de ese modo. No quiero seguir siendo cómplice de mis propias trampas recurrentes. Tengo que sacar a F de mi vida. Cuanto antes. Sabía en la que me metía cuando lo habilitaba a sellar conmigo un hito en el que solo debieron ser admitidos mis amores reales. Esos que también van a estar mañana a la mañana, y el jueves por la tarde. Sin embargo, en lugar de saborear el acto de dignidad que suponía esta firma, o el parche de remiendo a la historia, me dediqué a hacer morisquetas con la ropa y a temblar moviendo la firma digital de derecha a izquierda como si realmente me importara. Ya no sucumbo ante esos rituales. Trabajé duro para que así fuera. No puedo estar haciéndome esto a mí misma. Ni siquiera la justificación del deseo por el pibe alcanza. Me doy vergüenza. Ahora entiendo que a veces lo que yo llamo aburrimiento es absolutamente necesario. No tenía que divertirme. Tenía que celebrarme. No tenía que "jugármela". Tenía que enfocarme en la tarea. A veces solo se trata de eso. Esto fue, decididamente, un descuido.

Sin embargo, firmé. Y en la vida real, del otro lado del cordón, en la casilla de correo de la empresa, eso es lo único cierto. Un momento: en la vida real, de este lado del cordón, en mi propia casilla de correo, eso es –también– lo único cierto.

Flaco como está, el TOC aprovecha algunos huecos. Las intrusiones intentan sustituir el amargor producido por el automanoseo de mi sensibilidad. Acá lo que me jode es haberme descuidado. No es mi cuerpo el que está sucio, sino mi amor propio.

Ok, Romina, vamos a ponernos de acuerdo. Esta sensación de mierda, mezcla de vergüenza con intrusiones, se va a ir, eventualmente, más pronto que tarde. El contrato está firmado, saludablemente y en tiempo y forma. Ninguna "mala espina" es cierta. Pero es fundamental que corrijas de inmediato ciertos permisos nocivos. Recordá todo lo que trabajaste para llegar hasta aquí. ¿No te gusta que el pibe entre a tu casa mientras no puedas evitar los pocos intentos ahogados y burdos de sentirte sintiente en su presencia? Entonces no lo dejes entrar. Vamos a tener que revisar el material con que está empezando a construirse tu red de aperturas y límites. Por ahora, solo consignas prácticas. ¿Querés verlo el jueves? Adelante, pero no te permitas ni un solo uso estratégico del TOC. ¿Necesitás apropiarte del trozo de guión asignado al personaje que marca el paso y las despedidas? Pues bien, leelo, estudialo de memoria y ganate el Oscar a escondidas. Los traspiés y los signos pifiados en el tránsito del simbolismo de las escenas se corrigen, aun en el *a posteriori*. Los impactos en la memoria son cuestionables. Podemos, si queremos, hacer un bollito con el texto pedorro y tirarlo al tacho. El impacto lingüístico de la sensorialidad es descartable. La escena perdura en su huella sobre lo real. Aun así, veo que te importa la letra grande. Entonces, aprendé a escribir en los muebles y en las caras del después la frase anticipatoria exacta que siempre, pero siempre, sabés con lujo de detalles y precisión admirable.

No soporto boludearme a mí misma. No quiero ser más soldado de mi deseo. No de este modo. No cuando ni siquiera lo puedo nombrar. Voy a revisarme en cada detalle, de ahora más, antes de apurar los brazos hacia adelante.

Me gusta la idea de darme indicaciones. De todos modos, en general no soy un interlocutor lo suficientemente temible como para que los compromisos que suelo tomar conmigo misma sean tomados demasiado en serio. Pero cada tanto, me ilusiono con cumplirme. En general, lo máximo que logro en el terreno de la autoadministración es levantar el culo de la silla con violencia, como en un espasmo contrario a mi voluntad de continuar sentada, y llevar adelante a mucha velocidad (casi como si contara solo con el impulso motriz) alguna tarea específica. Luego me pongo circunstancialmente contenta. Hagamos la prueba: me levanté, agarré algunas prendas de ropa, las metí en el lavarropas y las puse a lavar. Meta cumplida. Pero volvamos unos minutos atrás. Mientras se desplegaba la secuencia levantar el culo, caminar, doblar a la derecha mirando el camino a recorrer, tomar las prendas, etc., una línea de angustia incómoda y desagradable me acompañaba. La apuesta aquí es tratar de entender a cuenta de qué se hizo presente. Se me ocurre que, en tales circunstancias, se podría producir un choque entre la memoria emotiva de similares escenas intentadas en la era del TOC severo contra esta otra teoría sobre el dolor que parezco experimentar cuando camino en torno a un deseo conocido. Había dicho que solo parezco avanzar hacia los objetivos borrosos y desprovistos de relato. Entonces pienso que si el cuerpo recuerda la tensión con que fracasaba en la consecución de casi todos los pasos necesarios para hacer efectiva la tarea, y a eso le sumo que me rebelo ante el conocimiento del texto de la tarea, entonces esa línea de angustia parece explicable y hasta lógica. Creo que el cuerpo tiene terror de "saber" a TOC y la psiquis tiene miedo de saber, a secas. Es probable que falten solo unos pocos minutos para que el lavarropas me indique que el programa terminó y que la ropa está lista. Me inquieto en la espera. Algo podría salir mal. ¿Es eso lo que en verdad me preocupa? Si fuera así, otra vez sería el cuerpo "sabiendo" anticipatoriamente a TOC. Aunque pienso que, quizás, haya algo en el vacío posterior a la tarea hecha que no soy capaz de tolerar en forma adecuada. Pero es que es justamente en el instante posterior al fin de la historia cuando es posible pasar a otra cosa. Todo eso se desarrolla en el plano del aquí y ahora. Cómo me cuesta circular por entre esos montes y llanuras. La línea recta de la frente a la zanahoria que tapa el texto posible del deseo (o acaso, como dije, a lo mejor ni siquiera lo tenga) deja mucho menos espacio para la pregunta, o las atiborra múltiples con tanta violencia que no las alcanzo a leer. Como sea, me da menos tiempo para pensar. Llegar tarde. También eso parece asustarme. El lavarropas acaba de silbar el fin del programa. Debo ir a recoger la ropa, ahora. Ya lo hice. No me gusta. El silbido me amenaza con un pedido de acción inmediata. Pero como conozco los riesgos y la recompensa, y los primeros parecen entretenerme más que la segunda, no me gusta. De todos modos, si existiera una balanza para medir distintos tipos de angustia, o la misma angustia orientada a diferentes argumentos, ¿cuál pesaría más?, ¿la de la acción o la de la inacción? Quién sabe. Y para complicar un poco más las cosas, que exista una tercera angustia, en el intervalo espacio-temporal entre el movimiento y la quietud (y viceversa, siendo hasta incluso tal vez diferentes según la direccionalidad de la ecuación). Yo pretendo identificar cuestiones para poder apuntalarlas. Todavía creo en el remedio lírico, aunque tantas veces haya sido inocuo. Sin embargo, y casi me atrevo a decir que como excepción a la regla, todavía disfruto cada vez que en lugar de una compulsión llevo adelante una exposición o una acción "normal". Parezco asumir un sentido de recompensa placentero y desplegado en el aquí y ahora. Incluso, a veces tengo la sensación de detenerme un instante a contemplar el contexto, incluyéndome adentro, y registrar la bocanada de aire fresco. Puedo ver los espacios ampliados y los objetos ordenados. La arquitectura del TOC siempre me generó mucho malestar y bronca.

Por eso miro tanto el diseño de la salud. Y me gusta. Quizás esta posibilidad de tolerar (y hasta disfrutar) la recompensa haya sido

una de las grandes razones por las cuales pude transitar un tratamiento exitoso y no haber vuelto a recaer, al menos hasta ahora.
Cada día, en algún momento, renuevo la alegría por el bienestar
conseguido, ante el resultado visual de haberlo experimentado. La
dimensión estética moviliza muchas cuestiones en mí. Recuerdo el
rictus desatado del caos provisto por las compulsiones, el aspecto
desopilante y bizarro de mi hábitat, los pasadizos y las bolsas, los
objetos a punto del desequilibrio sobre los cantos de los muebles,
la poca ropa, la mugre y lo insólito habituado. La dimensión de
lo perdido como falacia: porque allí estaba, sin hueco, presente,
ese mundo de elementos intocables pero ciertos y absolutamente
aprovechables. Lo perdido como condena, y no como promesa de
espacio y movilidad. El hueco desmentido, lleno de tierra fértil y
vitalidad espeluznante. La imagen en HD del fracaso y el hundimiento. Por eso la mesa limpia y el tenedor disponible son regocijo
óptico. Cada vez que paso el trapo sin repasarlo desenfrenadamente, algo de mí anticipa una recompensa mensurable y preciosa. El
mecanismo parece funcionar de otro modo, aceitado y disponible.

Cada conquista (exposición) hace las veces de intervención
estética. Y lo disfruto. Las luces y los colores junto con las formas
me devuelven composiciones agradables y me sé constructora
con memoria. Sería genial acceder al trazado de ese mapa emoti-
vo-conductual en el territorio de la vocación, la profesión, el trabajo
y el amor. Como dije, yo pretendo identificar cuestiones para poder
apuntalarlas. Todavía creo en el remedio lírico. Porque también tiene una arquitectura y un despliegue estético, que anhelo que cauti-
ven, asimismo, ese lapso de la mirada con el que accedo al bienestar.

Estoy contenta pero calma. Es decir, no estoy contenta de deseo grandilocuente ni motricidad exacerbada. Estoy dispuesta a
intentar darme indicaciones. Estoy con ganas de más recompensa

visual a proyectos con texto. Quizás no sea tan difícil como indican los cálculos.

Y no me hice caso. Otra vez exploté con F. Le escribí que me partía su distancia. Agregué inconvenientemente que hace un mes que no paro de pensar en él y que desearía poder arrancarlo de mi cabeza, pero que no es tan fácil. Intuyo que si hubiera podido inaugurar el modelo de la autoadministración de indicaciones, semejante y bochornoso acto escrito de derrota no es lo primero que me habría consignado. No obstante, y a riesgo de que parezca una justificación entusiasta, hay algo de alivio y reconfiguración sensible en estos espasmos lastimosos que propino de vez en cuando. Algún material se desagota, al menos en términos episódicos. Y también –o incluso quizás en solidaridad con lo anterior– accedo a cierta escucha interna de mi honestidad emocional. Y me gusta. Y me gusto. Aun en medio de la humillación.

Hace un rato terminé de ver una película que me recomendó Fabio, mi profesor de italiano, el miércoles pasado. Transcurría en Nueva York y el argumento giraba en torno a un personaje de la industria discográfica cuya sensibilidad y pasión por la música le habían valido una exitosa carrera como descubridor de talentos, pero que, por motivos que no me han quedado claros, aunque intuyo como la combinación entre su dificultad de acomodarse a un modelo más frío y menos orientado a la originalidad artística de la industria y algún que otro sinsabor en su vida personal, había sucumbido a la pobreza, el alcohol y el descrédito de sus colegas. Al otro lado del ring protagónico estaba ella, la cantante inédita y extranjera, a la que no le importaba la fama y cuyos valores impolutos sonaban más fuerte que su voz. Lo demás era un relato de las consecuencias del encuentro, la apuesta de caminar juntos por la periferia, cagándose en la convencional ambición de pertenecer al negocio discográfico en los términos habituales, y una seguidilla simpática de escenas citadinas, con músicos callejeros y bicicleta incluidos. Lo que más me gustó fue su entusiasmo, el de él, en oposición a su miseria anterior. Me cautivó la idea de su cuerpo reaccionando a un solo estímulo clave: la canción de la piba. Luego toda su vida, e incluso sus cuestiones familiares, dieron un giro auspicioso gracias al abrazo de ese nuevo estímulo que fue tomado en su totalidad y defendido sin miramientos. En su redireccionamiento (o su retorno) el motor era la sensibilidad puesta en acción. No había terapeutas ni asesores. Las decisiones se torcían en función de los impactos sensoriales, pero lejos de resultar en caos, todo conducía a una suerte de síntesis saludable, producto de la legitimidad y, en especial, de la bondad procedente tanto del campo sensible del estimulado (él) como del producto sensible de la estimulante (ella). Como tantas otras veces, el cine de Hollywood ofrece una versión inocua de la toma de riesgos: al final, los soñadores triunfan en su transgresión. Aun así, consciente del artificio, y con una parva de pochoclos simbólicos saltando delante de mis ojos, me encontré a mí misma riendo y hasta bailando al son de la película. Lo interesante es que, a decir verdad, me identifiqué más con él (el productor/personaje discográfico) que con ella (la cantante/compositora). A partir de esto, pienso en una posible yuxtaposición argumental entre mi reacción con F y mi presunta semejanza parcial con el protagonista de la película.

Quizás si me entrego a mis intensidades con mucho menos análisis, abandonando de una vez las riendas con las que intento domarlas, entonces me apetezca más la acción. Digo, podría esta ser otra estrategia posible en mi desesperada misión de convertirme en una persona enfocada y productiva. Con esto no estoy refutando la teoría de la "moderación y los grises". Simplemente pienso en una otra alternativa, capaz de saltear el complejo paso de la domesticación de mis impulsos y polarizaciones. Bajo esta premisa, me sería lícito "soltar la chaveta". Sufriría, quizás, algunos traspiés en el camino: algún período de alcoholismo, alguna que otra internación psiquiátrica tal vez, mucha soledad, el espanto del entorno, y quién sabe qué otras interesantes miserias. Pero alineada con la consiga emotiva general, también advendrían impactantes efluvios creativos, adornados por argumentaciones románticas de todo tipo y, con un poco de suerte y achaque, amanecería la obra. Deschavetada y peculiar, defendería yo con uñas y dientes mi honestidad artística, el mensaje y la originalidad. No transaría con nada más que mis propias sombras. Mis intensidades caóticas centellearían chochas, como fuegos artificiales en un escenario habilitador y bajo un guión desopilante pero redundante de razones viscerales. Al espectador le encanta empatizar con el corazón melancólico y algo adusto del artista, especialmente cuando se deja ver el texto simpático del amor al propio arte, y el arte propio es un brazo extendido que lleva la información simpática del texto personal. Y muy especialmente cuando se lo mira al artista perderlo casi todo en su obcecado y risueño aferramiento a la razón sensible de la obra.

Pero para esto hay que perder toda noción de anticipación comportamental. Debería estar sujeta al impulso creativo e intelectual de modo cabal. Nada de trazados tácticos o recules. Es decir, para que funcione este emprendimiento, debería dejar de saberme atravesada por la "mentira" neurótica. Y ser mi más eufórica adepta, acompañándome en el transporte de la obra hasta las últimas consecuencias. Suena bien cinematográfico, pero tiene varios puntos flojos: 1) Mi trastorno de personalidad límite, si es que lo hubiera, no es lo suficientemente sintomático como para ofrecerme la posibilidad de lanzarme al vacío de ese modo. 2) El TOC jamás permitiría semejante toma de riesgos. Por lo tanto, no habría períodos de alcoholismo ni deambulares, y mucho menos podría cargar en mis manos la obra hasta las últimas consecuencias. No dormiría en cualquier sofá prestado ni habitaría la incertidumbre al servicio del destino épico. 3) No me es posible des-saberme para neo-sentirme. Me daría mucha risa montar semejante comedia.

Aunque ese algo de alivio luego de las confesiones lastimosas al pibito, esa sensación de emblema adecuado, de alineamiento con mi propia naturaleza emocional y honesta, deben tener función y efecto precisos. Algo de eso no puede perderse, sea cual fuere la maniobra que decida ensayar para fracasar un poco menos.

21. El poncho no volvió conmigo

Llegué hace aproximadamente dos horas de comer con las hermanas Boghossian y Bocha. La pasamos muy bien. Me sorprende la resistencia que tengo a aprovechar en forma productiva el tiempo. Dos horas, dije. Todo lo que recuerdo es haber cambiado las piedritas del gordo, haberle dado su queso crema con su suplemento y haberme hecho un té. Tan aplastada es mi holgazanería, el modo en el que quedo cuasi petrificada cuando "no puedo arrancar" que a veces hasta pierdo noción del tiempo. ¿Cuándo cambié las piedritas? Parece haber sido en otra vida. Yo creo que en algún punto la actividad ordenada organiza la percepción, acentúa los marcos internos y externos y modera la energía. Fue un día largo, que además ofició de intento de recuperación luego de otro episodio TOC vivido la noche anterior. Me desperté relativamente temprano, me bañé y luego de apurar lo más posible copiosas compulsiones de higiene, bajé a reunirme con mamá para ir al shopping a comprar (también producto de intrusiones) otro poncho y un par de zapatos.

Almorzamos luego con mi prima Luli y su hijita Juana, di taller, volví al shopping con Bocha a comprar una mochila, antes compramos un desodorante en la farmacia (ambas compras también corresponden a compulsiones), y luego cenamos con las hermanas Boghossian. Dos horas, o más, tardé en ponerme a escribir. Anoche hubo reunión con Flor, su mamá, su hermana, mi madre y yo en casa de la mamá de Flor. Sabía anticipadamente que no iba a ser fácil. Las personas que están o han estado enfermas agitan a mi TOC de una forma muy particular. Sé que este terror a ciertas enfermedades está listado entre los síntomas típicos del trastorno obsesivo-compulsivo, pero también sé cuán importante es combatir esos pensamientos irracionales a la hora de estimular la empatía y el cariño hacia la gente que quiero. La hermana de Flor, mi prima V, estuvo enferma. Muy enferma, hace varios años. Se operó y tuvo que hacer un tratamiento. La sola idea de recibir su abrazo y apretar mi cuerpo contra el suyo me aterrorizaba. Digo en pretérito porque en diciembre del año pasado la vi en el cumple de la hijita de Flor. Y me abrazó. A pesar de las muchas compulsiones previas y posteriores, elegí dejar que me abrazara. No podía tolerar la escena de un rechazo, por más explicable que fuera. A la hora de sopesar compasiones y empatías, preferí ofrecerlas que pedirlas. Y no porque el TOC sea poco importante o poco merecedor de comprensión, sino porque ha sido gracias a mi sentido común y los lazos psíquicos sanos con los que aún me aferraba al mundo real que pude vencer la severidad de mi antiguo cuadro. Aquel diciembre, igual que durante mi tratamiento intensivo de EPR, algo de mí luchó para ser libre. De todos modos, este segundo encuentro no fue menos difícil. Las razones son múltiples, pero cabe destacar una vez más mi afectación por el pendejo. Me siento vulnerable y un poco desarmada. El TOC, como vengo notando en el último tiempo, se está dando el gusto de engordar unos kilos aprovechando mis golpecitos inesperados de realidad y se ha dado a la tarea de cambiarme los lentes, otra vez, por aquellos de marco rígido y exótico con los que solo se ve de un único modo: el de las distorsiones cognitivas. Otra vez aparecen acentuadas las alertas inadecuadas, el pánico anticipatorio, la incomodidad y, sobre todo, esa insoportable ansiedad que hiela los huesos. No sabía qué saco ponerme para ir a la casa de mi tía. El verde estaba vedado por una intrusión de contaminación de días anteriores; el color camel o mostaza también estaba inhabilitado por otra intrusión de la misma naturaleza, pero en este caso no recuerdo exactamente de qué se trataba. Uno de los recursos más usados por mí desde mi recuperación es el de la "media compulsión-media exposición". Sé muy bien que si hago la compulsión completa, el objeto está perdido. Hay algo en relación con la memoria. Por ejemplo, en el caso del saco evitado por la intrusión que no recuerdo a las claras, el gran problema fue que lo guardé en el placard, alejándolo de mi vista y contacto. Por lo tanto, cuando evalué la posibilidad de recuperarlo, la memoria de haber hecho una compulsión un poco más completa me alejó de la voluntad de intentar la exposición. Con el saco verde no hice lo mismo. A pesar del miedo, lo dejé en mi sillón preferido. Mi "yo" comportamental de unos días atrás es, en este sentido, el parámetro más confiable. Por algo no habré guardado el saco verde. Deduzco entonces que la intensidad de la intrusión –cuando era novel y fresquita– no habrá sido tantísima como para necesitar huir del objeto de manera taxativa. Por supuesto que sería mejor no llevar adelante compulsión alguna o, incluso idealmente, desestimar la intrusión en cuanto irrumpe. Pero mal o bien, me había procurado un cierto equilibrio maniobrable que alcanzaba para funcionar con relativa holgura. Esta maniobra sostenida es una de las negociaciones más equitativas que el TOC y yo hemos hecho en esta nueva etapa. Por eso sufro tanto cuando en mi campo visual aparece algún objeto encastrado por alguna compulsión que le deja poco espacio a la recuperación. Claro que, en mis peores momentos, el saco color camel que guardé en el placard podía haber sido descartado por completo. Tampoco estoy en el punto de las compulsiones más destructivas. Aun así, el TOC ha recrudecido. Bajé a recibir a mi madre sin abrigo. Solo llevaba una ruana negra, nuevísima, que —sospechaba— no regresaría conmigo luego de la cena familiar. La sensación de tensión combinada con desvalimiento que es tan característica de los síntomas, sobre todo en su acentuación, se parece a la piña colada. Cuando era adolescente, me emborraché muy fuerte con esa bebida y a partir de entonces le tengo un asco muy particular. El recuerdo de su olor y gusto se me combina con el del vómito, y ya nunca más pude desasociarlos. Ese dolor que se replicaba como un eco en mi memoria volvía al cuerpo el viernes a la noche. La queja lo acompañaba. Insisto en que no voy a aguantar una recaída. Es decir, no estoy dispuesta a transitar esa pesadilla destructora otra vez. Llegamos a la casa de mi tía P. Por supuesto allí estaba mi prima, dispuesta a un abrazo, que en principio no fue tan intenso como ya me había preparado para tolerar. La casa era vieja y estaba algo descuidada, lo cual activó nuevas alertas y tensiones. Por otro lado, en la arena de ese mundo sensible al que acceden rápido quienes no tienen puestos estos lentes, había una mesa puesta con tanta dedicación y amor que conmovía. Como de costumbre, dediqué un tiempo a explorar con meticulosidad los ambientes. No sin angustia. No sin tensión. No sin ansiedad. No sin hastío. No sin vergüenza. En la cocina había un microondas. Alerta. También una vieja estufa de pared. Alarma. Mi madre tocaba el hielo con las manos. Preferí no tomar de la bebida con hielo. Las sillas no me gustaban, o había sido testigo de verlas ocupadas por otras colas y genitales, antes de poder disponerme a tomar alguna. Por lo tanto no me senté. No sabía cuán informada estaría mi tía P acerca de mi trastorno, pero evidentemente no fui capaz de disimular mi renuencia a sentarme y recibí un comentario amoroso de su parte, que ya no recuerdo con exactitud, pero estimo se trataba de algo en relación con que me sentara dónde y cuándo quisiera. Me sentí un poco avergonzada. Insistí en que comiéramos la picada en la mesa grande y no en la cocina, en un rápido intento por encontrar algo de confort en el otro ambiente que me admitiera más sociable y menos inconveniente para los demás. En el living logré sentarme, pero rápidamente encontré nuevos miedos: mi prima V había cocinado, lo cual exigió un debate interno entre la irracionalidad, el sentido común y la alegría de saberme querida y agasajada. Pero me di cuenta (porque estaba disparada mi sobreatención) de que había puesto a calentar la comida en el microondas. Jamás consumo lo que fue calentado en esos aparatos, salvo (supongo) las veces que no lo advierto. Otro debate interno y la decisión de comer de todos modos ya estaba tomada. Habría querido que mis esfuerzos fueran recompensados con un buen rato de charla, carcajadas y, quién sabe y con suerte, olvidar por un momento la estampa protagónica de mis síntomas. Pero no. Pegada al cuerpo y la silla de mi tía, estaba LA estufa. Ese mismo modelo de estufa que me expulsó de mi casa de Colegiales. Ese aparato funesto sobre el cual cayó todo el peso de una de las pocas intrusiones que jamás pude desmantelar. Todo comenzó hace años, cuando –en una visita a casa– uno de los veterinarios de mis gatos vio la estufa eléctrica con que calefaccionaba mi antiguo living y me comentó que muchas de ellas contenían un aceite muy peligroso. Sugirió que me deshiciera del aparato, ya que dicho aceite podía ser cancerígeno. Lo que para este hombre fue un pequeño comentario, posiblemente fruto de esas simpáticas exageraciones amarillistas de las que gusta jactarse la gente, significó el combustible inicial que desató uno de los incendios más memorables de mi trastorno obsesivo-compulsivo. Si el veterinario hubiera podido vaticinar tan solo el 10 % de los estragos anímicos y funcionales que dicho comentario iba a inaugurar en mi vida, probablemente lo habría evitado. No lo sé. A partir de entonces, gran parte de mis esfuerzos compulsivos cotidianos estuvieron dedicados a evitar, eliminar, saltear, remendar, perseguir y neutralizar ese letal aceite que imaginaba impregnado en toda superficie, en cada objeto y persona e incluso en mi propia ropa y quizás en mi piel también. Una guerra grotesca y disparatada tenía lugar en mi casa y no sabía cómo detenerla. Limpié compulsivamente, tiré ropa y zapatos, dejé de tocar un enorme porcentaje de objetos y rincones. Dicha intrusión también afectó mi posibilidad de cocinar, agravando el cuadro que después fue diagnosticado como desnutrición. El piso de mi casa se convirtió en un veneno de lava errátil para mi turbulento cerebro TOC, y ya no pude estar en paz en ese lugar... nunca más. Recuerdo que Fernando, mi terapeuta de aquel entonces, intentó denodadamente desarticular ese "delirio". Pero nadie pudo, ni siquiera yo luego del tratamiento intensivo en Los Ángeles.

En otras oportunidades me topé con ese modelo de calefactor en distintos lugares, pero –con evitaciones mediantes– pude tolerarlo. Sin embargo, esta vez, en casa de mi tía y considerando el empacho de exposiciones a las que me estaba sometiendo combinado con mi estado anímico previo, no pude más que sucumbir ante su efervescente y potencial amenaza tóxica. Una vez más fui testigo y parte de la curiosa factibilidad de coexistencia entre dos modalidades descriptivas de habitación muy diferentes del mismo espacio-contexto. Tuve esa sensación amarga de verlos hacer tan otra cosa con lo mismo. Colgada en la bisagra que separa mi cerebro TOC de mi sentido común, como en una maniobra concomitante, parezco desear estirar los brazos motivada por la disponibilidad racional, querer rasguñar algo de su confort y emular un poco su capacidad de supresión de los tonos de peligro.

Es que a veces creo que soy capaz de estar allí con ellos, como ellos, en ese enclave en el que las manchas de óxido del piso no tienen talento alguno para incautar mi atención, por definición y por lógica. Pero cuando no estoy bien, escucho los murmullos inconexos de aquellos que conversan fuera del agua mientras lucho para respirar, moviendo como puedo los músculos en inmersión profunda. Al final de la velada –que por cierto fue preciosa y en gran medida pude disfrutar a pesar de–, mi prima V me abrazó más fuerte. Y si bien al llegar a casa me quité toda la ropa y me bañé conducida por los temores irracionales asociados a esa intrusión específica, la estufa se llevó los mayores galardones en la fiesta del pánico. Por supuesto, la ruana no volvió conmigo.

22. ¿Qué (no) me quiere?

Cuando lo veo, me calmo. Me calmo de deseo y me calmo de tristeza.

Estoy inundada de él. Todo el día, o casi todo. Si no lo pienso, chequeo su último horario de conexión, o releo el historial de WhatsApp. Solo quiero saber cuánto de mi interés es genuino. Y también quiero saber qué pasa con L. Y si en el fondo es gay. Y qué clase de mascarada protectora estamos armando L y yo, porque de sus intenciones, las de F, no puedo más que suponer patología.

Estoy esclavizada por mi arremetida obsesiva en torno al amor.

L es mi alumna, también. Y su amiga nueva. Toda mi pequeña estúpida historia con el pibito estuvo atravesada por una insistente pero escurridiza cometa hecha con pelos de L. Siempre estuvo su sombra conversando en algún plano conmigo, guardándose para sí un buen manojo del pendejo. Nos hemos repartido el botín sin siquiera discutir los porcentajes. Sin embargo, tengo la sospecha de que salí perdiendo. Me pa' que me cagaron. De todos modos, me cuesta mucho acomodar en el paño todos los temas sensibles:

su progresiva (y a esta altura irreversible) frialdad, mi cada vez más obsesivo apego al supuesto deseo de tenerlo, la historia con L cuyo texto desconozco, el misterio detrás de "la novia", su histeria, la mía, la pregunta por la verdad o el fraude.

Me pregunto cuándo voy a estar segura de que lo que hay en mi intensidad demandante es amor. Estoy cansada de concluir en que todos y cada uno de mis chicos elegidos han sido un espasmo refractario de cuestiones autoinfligidas. Tengo, con ese criterio, un cajón repleto de títeres viejos, en desuso y ya sin relato, al que iría a parar tarde o temprano el pibito también. Pero esto no puede ser posible. Quiero saberme eligiendo, haciendo circular por una arteria limpia las ganas de alguien, quiero certificarme amadora, alguna vez.

Lacan decía "no hay relación sexual". Y claro, si el inconsciente está estructurado a partir de la inscripción del Uno (el objeto fálico) y con la condición de la forclusión del Otro, entonces no hay complementariedad posible. Estoy simplemente repitiendo (en peligrosa simplificación) la teoría, pero me sirve para pensar algunas cuestiones que intento responderme hace rato y con insistencia. No voy a entrar en las cuestiones ligadas con la idea de que el Otro es la mujer, y que entonces si no está inscripta en la estructura significante del inconsciente, la mujer no existe, porque sería excesivo al texto e imprudente. (Puedo permitirme ciertos atrevimientos intuitivos y acariciar despacito algunas nociones, pero debo escuchar también la voz de límite con la que me avisa mi ignorancia que es menester respetar a los autores, a los estudiosos y a los adeptos).

Si el amor de pareja es un relato imaginario construido sobre la base de la no complementariedad de los sexos, sobre los cimientos de mi propio goce, posible como tal en tanto y en cuanto exista el goce del otro como lo no sabido (forcluido, no inscripto), entonces todo tiene sentido. Nunca voy a saber a quién amo, porque nunca voy a amar a nadie de manera romántica. Nunca le voy a ver la cara al Otro, por cuanto el Otro es quien es en tanto yo no le vea nunca la cara.

Porque no puedo saber nada sobre el goce del Otro. El otro es en tanto está forcluido. Listo. Pero pará. Colette Soler explica la diferencia entre el *síntoma autista* y el *síntoma borromeo*: llama síntoma autista a uno en el que el único *partenaire* posible para el sujeto es su goce, y no otro sujeto. El *síntoma autista* no permite insertar el goce, vía el imaginario del cuerpo y vía un objeto, en un vínculo con otro sujeto[12].

Según la teoría, el "amor" es un síntoma borromeo. Anuda los tres registros, a través de ligar el modo particular de goce del sujeto al vínculo social con otro sujeto (incorporando el registro imaginario). (El amor viene a salvarle un poco las papas al sujeto montando una cierta escena de "dos posibles juntos", tan necesaria para no quedar estupefacto ante la visión del oscuro agujero que ha dejado en la estructura el Otro forcluido).

Sin embargo, también según la teoría, mi "amor" por F estaría situado en el borde entre el síntoma autista y el síntoma borromeo, o bien, en la medida en que está estructurado como una obsesión, es un síntoma borromeo, pero cuya ligazón social se produce únicamente (y necesariamente) en la fantasía. En ese punto entonces, es casi un síntoma autista, aunque el registro imaginario tenga un lugar en mis ficciones[13].

---

12. SOLER, Colette. Seminario *El síntoma*. Bogotá, noviembre de 1997. Desgrabación realizada por Hernando Bernal. Citado y reelaborado por Pilar Posada en su texto *En tanto no hay relación sexual... entonces síntoma*.
13. Aquí tomo elementos de un fragmento señalado por Pilar Posada correspondiente a otra conferencia de Colette Soler, y juego con ellos en función de mis preguntas. Cito el fragmento: "Hacer pasar a un obsesivo –el hombre de las ratas, por ejemplo–, hacerlo convertir el goce de su obsesión en el goce que tomaría en

Pero al no insertar mi modo de goce en un vínculo social con otro sujeto, no hay compensación posible a la no complementariedad, y el otro en la fantasía es demasiado débil como objeto imaginario para aliviar la angustia concomitante.

En la recurrencia de mi síntoma bisagra entre autista y borromeo, en mi obsesión, en mi ligazón social fantaseada parezco no poder "olvidar" la tragedia de la forclusión del Otro. Es como si la cara del otro (a), que aparece siempre como signo de pregunta, mencionara al Otro forcluido. En la elección de un hombre, quizás estaría la posibilidad de aflojar con la modalidad obsesiva de síntoma. La palabra clave es "elección". Y vuelvo a mis ganas de certificarme amadora. No sé cómo se elige. No sé qué viene primero, si el síntoma o sus razones, si el huevo o la gallina.

Ahora tiene sentido aquel reclamo que le hice mientras estábamos sentados en El Club de la Milanesa, articulando y gesticulando una de nuestras varias despedidas: "Lo único que no te voy a perdonar es que me hayas sacado esa alegría, esa energía increíble que tenía cuando habíamos empezado a vernos". No fueron esas mis palabras exactas, pero lloraba cuando se lo decía (creo). El pibito mató mi "enunciado distinto". Ese en el que le otorgaba valor de verdad a mi gusto por nuestro encuentro. Aquel en el que me certificaba electora. El pendejo mató mi chance de acceder al síntoma borromeo, mi oportunidad de amor.

Y entonces también le estoy pidiendo al psicoanálisis lacaniano que me ofrezca alguna respuesta o que –al menos– suavice mi

---

la elección de una mujer, sería un beneficio. No cambiaría la imposibilidad de la relación sexual, pero conectaría el goce autístico de la obsesión –que hace lazo social pero únicamente en la mente, en la fantasía–, lo conectaría con una existente". SOLER, Colette. *La maldición sobre el sexo*, Conferencia dictada en Rosario, Argentina, 5 de noviembre de 1997. Intercarteles del Litoral, E.O.L.

preocupación con alguna estructuración lógica y necesaria de la confusión[14].

Necesito que me diga que está bien volver sin cesar a este punto de vacío no vacío. Sospecho, de todos modos, que si hay lugar a alguna respuesta de alivio, esta va a venir más en la línea de la dinamización de la incógnita que en la de llenarme el tarro de caramelos.

Igual me gana la continuidad del espasmo puesto en palabras (¿el goce de la letra?), porque solo sé (o solo quiero saber) que lo extraño y que lo quiero acá conmigo y que hasta le podría prometer que me voy a coser la boca para no atiborrarlo de reproches, cuestionarios obligatorios y exigencias de salud mental en forma de honestidad brutal (como si de eso se tratara la salud mental. Sí, claro...) y que solo me la voy a descoser para recibir esos besos de elfo que allí y hace tiempo, cuando todavía era lícito suponer que todo era cierto, no paraba de evocar.

Son las 6.43 am y solo dormí cuatro horas, pero de la noche anterior. Me pregunto qué fuerzas internas me mantienen despierta y esperando. Quiero estar con F ahora mismo, en esta casa, y salir huyendo sola y despavorida del deseo o de la confirmación de su inexistencia, si hace falta. Pero para eso necesito sus brazos de carne y hueso. ¿Existen? ¿O los inventé?

¿Qué significa para mí que no me quiera? Recién hablaba con Rebecca, mi querida amiga y ex compañera de grupo de terapia en el OCD Center de Los Ángeles. Como su TOC específico es ROCD (Relationship OCD, cuya traducción podría ser TOC vincular), le hice algunas preguntas en relación con cuán obsesivo-compulsivo podía estar siendo mi modo de elaborar (o no elaborar) la situación

---

14. Gran parte de la "pequeña intromisión" de mi relato en el psicoanálisis lacaniano fue posible gracias al texto *En tanto no hay relación sexual... entonces síntoma*, de Pilar Posada.

con F. Este es un fragmento de su respuesta: "*I think you're having a hard time because normally your fears are more classic OCD fears and this blends with reality a little more. But the way you are thinking and feeling about it sounds like OCD to me. The need to know is probably OCD also*". Su traducción sería: "Creo que te está costando mucho porque normalmente tus miedos son más clásicamente TOC y esto se mixtura con la realidad un poco más. Pero el modo en que lo estás pensando y sintiendo me suena a TOC. La necesidad de saber es probablemente también TOC".

Y ahora le pido a mi amiga estadounidense que, desde su posición de saber sobre esta sintomatología tan específica y desde una mirada atravesada por su propio tratamiento de terapia cognitivo-conductual, también me dé respuestas.

Haciendo una gran ensalada de frutas multiparadigmática, reformulo la pregunta y la atomizo: ¿qué significa para el TOC que no me quiera? ¿Qué significa para mi inconsciente y para mi modalidad de goce y de síntoma que no me quiera? ¿Qué significa para mi roce con el trastorno límite de personalidad que no me quiera? ¿Qué significa para mi química cerebral que no me quiera (y que me haya cortado el chorro de dopamina)? ¿Qué me significa? ¿Qué (no) me quiere?

No sé, me agoté. Se me ocurre que es muy probable que en un tiempo, cuando cualquier otro estímulo destierre al pendejo, me va a molestar haber invertido tanta letra a su nombre. En definitiva, y en un intento súbito de apurar un par de capítulos de afectación (y hacia la desafectación y el reenfoque de la atención), quiero juntar las partes que se han escapado del núcleo para que no me acechen tanto el caos y el TOC. Las cosas en mi vida están igual de bien que hace una semana, e igual de ordenadas que hace un mes. Reencausarme, en esta coyuntura, quiere decir simplemente retomar la lectura con la agilidad y la coherencia con que la venía disfrutando. Está todo bien. Lo demás son intrusiones, presunta consecuencia de todo este desborde emocional asociado a F. Hay cosas por hacer: estimular la difusión del taller de canto para tener más alumnos, terminar de armar el *home-studio* para empezar a producir canciones, preparar el show que voy a hacer el 5 de junio, volver a practicar yoga, retomar el contacto diario con mis nuevas amigas, empezar a preparar las charlas para la conferencia de TOC a la que voy a asistir en julio, etc. Repito por si no me leí: hay mucho y muy lindo por hacer. Lo demás son intrusiones. Nada malo pasó entre la semana pasada y esta semana. Hay que seguir trabajando para domeñar esta cabecita compleja y darle la libertad que le corresponde en las zonas en las que le es pertinente ser libre.

Esta sensación de confusión va a pasar. La razón por la cual la encuentro levemente distinta a mi típica intrusión TOC de confusión o de que "algo malo debe haber pasado porque me siento diferente" debe ser que esta vez fue otra zona química la que se desestabilizó. Pero es probable que eso sea todo. Tengo que tener un poco de paciencia y otro tanto de voluntad. Me da un poco de vergüenza haberme permitido abrir los brazos y agitarlos del modo en que lo hice. Hubo algo de ganancia, claro. Pero tengo una memoria de pequeñas inadecuaciones al ya de por sí insuficientemente sujetado esquema que me había procurado con tanto esfuerzo. No quiero adherirme a la idea de que todo este bajón es un castigo por el riesgo emocional tomado. Sé que debe haber habido ganancia. Pero es que me siento diferente. Y me molesta. Detesto la sensación de ruptura del *continuum*. Me asusta la posibilidad de huecos espacio-temporales no cifrados. Sé que dichos agujeros no existen, y que en todo caso esta sensación es la metáfora de un reproche cuya naturaleza debatible me pide disimular: soy muy bizarra en mis manifestaciones de deseo. Y me doy vergüenza, sobre todo con el diario del lunes ratificando el fracaso.

23. Estrellita y la "cadena de contaminación"

Me gustaría aprender a desdramatizar los tránsitos y las transiciones...

Iba a empezar por otro lado, pero voy por acá:

Hay una serie de prendas (campera verde, buzo, medias bucaneras, pollera negra y camiseta) que se me "cagaron" con una intrusión hace más de una semana. Me había encontrado con mi amiga Lo en Las Cortaderas, el bar-restaurante al que voy casi todos los días. Hacía muchísimo tiempo que no veía a Lo y cuando es así, no importa quién sea la visita, sé con anticipación que corro altos riesgos de asustarme. La familiaridad que consigo a fuerza de repetición me permite ejercer un cierto control sobre las variables. La expresión de estas variables (que conozco) evolucionan de potencial a probable, pero mi afectación posible disminuye con cada encuentro. Sé con qué cuento y cómo acomodarme. Se reduce la amenaza del factor sorpresa, además, la habituación a lo mismo produce cierta paronomasia afectiva, por la cual "cintureo" mejor las cuestiones que me desagradan. En cambio, los encuentros ocasionales abundan en incertidumbre y el TOC lo sabe. La reunión transcurría bastante bien hasta que en un instante cualquiera, por razones de poca monta, me cuenta Lo que su hermano trabaja en una corporación (muy cuestionada) que se dedica a la producción agrícola y de agroquímicos. Incluso, se ocupó de contarme orgullosa algunos detalles tales como que su tarea específica consiste en supervisar o controlar los campos sembrados y no recuerdo si agregó la supervisión de agroquímicos. Inmediatamente mis niveles de ansiedad hirvieron y comencé el típico proceso mental de pánico a la cadena de contaminación. Imaginé que la ropa de Lo podía estar contaminada con glifosato o algún otro pesticida al haber tomado contacto con la ropa y la piel de su hermano. Y que entonces, al tocarme, también se estaban contaminando mi ropa, mi mochila y mi cuerpo. La idea incluía un futuro trágico en el que no solo me perjudicaba yo, sino que al tomar contacto con otros, sería culpable del terrible destino de mucha otra gente. A ver, que esta corporación está envenenando poblaciones enteras (las que están emplazadas cerca de los cultivos fumigados) y que nuestra comida podría contener dosis elevadas de pesticidas tóxicos, con el riesgo para la salud que esto puede implicar, no es un relato del TOC. Es, al contrario, una realidad bastante probable. A veces, este trastorno simplemente inventa peligro donde no lo hay, pero otras veces toma datos ciertos y los convierte en tragedias de dimensiones apocalípticas, lo que resulta en comportamientos compulsivos que lejos están de lo que cualquier otra persona haría frente al mismo pensamiento inicial. Es decir, no sé si a alguien sin TOC se le podría ocurrir que la ropa de Lo pudiera estar contamina- da y que eso fuera un peligro para la humanidad toda. Pero segu- ramente, la mayoría de las personas al tanto de los riesgos de los pesticidas intentaría evitar merodear zonas geográficas en las que se fumigue con estas sustancias. El TOC anula la diferencia: la del contexto, la del tiempo, la de las cantidades y la del impacto. Para el trastorno es casi lo mismo la ropa de Lo que caminar descalza sobre una plantación de soja transgénica recién fumigada con tóxicos. El TOC estructura su discurso en sinopsis incorrectas y junta puntas de cuerdas que no se unen. Lo concreto es que regresé a casa y poco a poco fui poniendo en relativa cuarentena las diversas pren- das. Digo poco a poco, porque todavía sorprendida por esta nueva arremetida de mi patología, llevo adelante intentos desesperados por retomar mi tan saludable alternativa de acción no-compulsiva o semicompulsiva. Sé que cuanto menos aleje el objeto temido de los objetos admitidos, mayores serán mis chances de no perderlo. Pero ¿y si de verdad la ropa de esta chica estaba contaminada? ¿Por qué querría yo arriesgarme? Estoy tan confundida últimamente, con mis colores sensibles tan alterados, que me preocupa sospechar que estas dos preguntas pelotudas puedan significar un retroceso cognitivo peligrosísimo. Sé que probablemente a ninguna persona que haya tomado contacto con Lo, y haya recibido información sobre el trabajo de su hermano, se le habrá ocurrido tirar su ropa o intentar descontaminarla. Sin embargo, aquí estoy, otra vez cagada de frío (y me aterra decirlo), reactualizando viejas miserias. La idea era ensayar una exposición y lavar la ropa para usarla, al menos parte de ella. Sin embargo, al intentar averiguar a qué se dedica esa corporación para no cometer errores al nombrarla, terminé navegando compulsiva por Internet, multiplicando mis alertas y, por supuesto, cancelando el proyecto de bienestar que prometía la recuperación de mis prendas. No puedo volver atrás de esta manera. Necesito reaseguro. Que alguien me diga que no pasa nada. Necesito todo eso que era imperioso cuando no podía ni con las cuestiones más básicas. Y todo es por culpa del pibito.

Mientras tanto en muchas, muchísimas otras orillas, otra gente hace cosas maravillosas con su tiempo, su arte, su letra y su sensibilidad. Yo he quedado —una vez más— tomada por lo irrelevante o lo absurdo. Ya sea de la mano del TOC, del brazo de mi goce o dejándome coger por ambos (como en este caso).

Lo que no abunda, para variar, son las moderaciones. Aboliciones o espasmos, esas son mis marcas. Ahora entiendo que no es cierto que el TOC me dé marco, y tampoco que se ocupe exitosamente de evitarme los disgustos que podría ocasionar mi impulsividad. Aunque la estampa sea introvertida por fuerza de los síntomas, la naturaleza de estos es más bien histriónica, al menos en tanto albergados por mi personalidad. Puedo quedar pequeñita y en un rincón, pero eso no quiere decir que la escena no esté escrita e interpretada con aires hollywoodenses.

Los grises no me existen. Ni me excitan. Sin embargo, ahora más que nunca, estoy segura de que solo accediendo a una opción de respuesta más moderada a los estímulos podré crear eventos y acciones verdaderamente intensos y relevantes. Porque, aunque parezca paradójico, la mayoría de mis intervenciones en el afuera terminan siendo aburridas. Mi atención está tan ardorosamente sujetada a mis ruidos internos que lo que se exuda es mezquino y acaece en la línea del remanente o el descarte.

Falta poquito, seguramente. Quedan algunas sensaciones que me asaltan casi físicas en la tan popular forma combinada de angustia y deseo. Hace momentos tuve una. Vi su carita en mi mente subir desde mi estómago. Y lo extrañé. Digo que ya falta poco para que se vaya de mí...

Extraño la versión bondadosa que confeccioné con algunos retazos tomados tendenciosamente del comportamiento del pibe, a consecuencia de mis ganas y de su también tendenciosa manipulación. Pero momento: recién hablaba con mi alumna N, que comparte taller con F y además es psicoanalista. Su versión es que tiene terror. Pasaron unos minutos de lo último que escribí y, si bien me molesta el riesgo de estar potenciando mi papel de pelotuda al correr el foco de mi ojo vigía con su maldad e intentar ubicarme otra vez en mi sitio, mi rol de su profesora, puesta aquí, encuentro mucha más paz y coherencia. Incluso, si me adentro profundamente en esa función, hasta podría mirar con compasión y ternura la posibilidad de que esté con L. Afirmo esto porque mi alumna N decía recién: "Ojalá suelte... es que tiene dudas como vos decías... Ese es el problema: la primera parte desea, pero automáticamente viene la otra parte para borrar todo". Y me di cuenta de que no puede. No importa cuánto empuje mi afectadísima versión de que no (me) quiere. Y entonces ahora circulo una vez más en las antípodas, como de costumbre en mi drama novelesco y declaro que:

Debo soltarlo para ayudarlo desde el único lugar posible en que es lícita mi intervención. Sufre, seguramente, en su renuencia al deseo. Es mi responsabilidad despriorizar el mío. El futuro es de los jóvenes y yo me debo a mi tarea.

Qué manera de decir boludeces... ¿Quién sabe qué nueva ganancia se esconde detrás de este súbito altruismo mío? Pero, de verdad, juego por un instante a que no me importa mi perjuicio, ni el que conozco ni el que sospecho y entiendo que cualquiera con apenas un microgramo de lucidez y empatía arribaría a la más obvia conclusión: no puede. Les indiqué a todos los alumnos varones del taller que escribieran un texto intitulado "Hoy me desperté y me di cuenta de que soy una mujer" y a todas las chicas que escribieran el equivalente opuesto: "Hoy me desperté y me di cuenta de que soy un pibe". Les dije que el miércoles era el día límite para enviarme sus relatos. Todos, salvo JP y F lo hicieron. Pero JP es un vago, un meteorito atencional, solo eso, sin miedos evidentes. Sin embargo, el pibito está atento, lee los mensajes. Simplemente no está habilitado, se muerde la cola ensangrentada hace demasiados años y ni siquiera lo sabe. Algo de sí mismo se manifiesta deseante. Esa fue la punta del hilo que tomé con toda la fuerza de la que son capaces mis contrariados dedos. Luego caí rendida ante la excitante impenetrabilidad de su cerrazón. No alcanza con decir que es su insignificante historia pasada conmigo la que lo previene de enviar su relato. El texto no está escrito. No es posible revelar aquello que apenas respira amordazado en alguna zona ilegible de su cuerpo. No puede él, no pude yo. Solo pido que si me aboco a la insistencia de ayudarlo, no se me confunda la marcha y se me habilite la piel y la carne para nuevas heridas. Siempre lo estoy esperando, parece que esa es la modalidad. Alguna espera podría ser saludable y productiva, pero entonces tendría que saltearle la histeria y la manipulación, renunciar a mi oferta de mujer y vestirme únicamente con el traje docente, que podría protegerme y autorizarme. Pero hay algo que debo soltar, para que otra cosa se salve. Igual que él. La operación es la misma, por fuerza de vínculo y por azar (o no).

Este es un momento clave para poner en cuestión las subjetividades. Estoy chequeando a cada rato el buzón de correo, en permanente espera de su texto de mujer. Igual que con el WhatsApp. No lo envió. Chequeé su última conexión y fue hace más de cuarenta minutos. No lo va a enviar. ¿Por qué es que me siento engañada, maltratada y ninguneada? Hay una explicación para eso.

F se va a dormir como si no lo afectara no haber escrito su relato. Me deja plantada. Nos vapulea como grupo. Pero si no lo afectara, lo habría podido escribir y enviar. Es en el hueco y en el enlace entre esas dos premisas en donde está la vía de acceso. Pero yo no la estoy pudiendo encontrar. Justo en el globo de la contradicción, no encuentro la vena para meter la aguja.

Y yo... yo lo autorrefiero porque la historia y mis propias dificultades me lo permiten. Cuando leyó que la mayoría de sus compañeros había enviado los textos, escribió: "Me parece que esta clase no me gano estrellita". Y yo le respondí en lo que fue mi primer estímulo con exclamación desde el día fatídico en que dejamos de hablarnos: "¡¡¡Vamos, F!!! Todavía faltan JP y vos. Yo espero, ponete a escribir".

Si yo no soy "estrellita", entonces nadie entendió nada. Salvo que avancen un capítulo y me encuentren en la estación, bajo el nombre de Penélope.

De todos modos, entiendo que mi único lugar de alivio (mi lugar posible), aun en compañía de la maraña desordenada que ofrece siempre la neurosis, es la de su profesora de canto. Cuando no le ofrezco mi deseo, el pibito se deja ayudar. Solo un poquito, pero lo suficiente como para que mis ganas de verlo abrir el cuerpo y el alma sigan intactas. Si puedo querer que pueda, sin querer poder que me quiera, es posible que estemos bien. Además, desde allí puedo sostener algo de la corazonada que allá y hace tiempo me indicó la presencia de una luz en su pancita. Cuando le pedí que cantara "Gorilla"[15]. Cuando le vi lo erótico, lo bello y lo intrincado, cuando soplé despacito con la decisión tomada de avivar el fuego suave que se le pudre de tanto esperar al viento.

Nunca voy a saber si fue mi deseo el que me hizo ver lo que no había, o fue lo que había en potencia (y mis ganas de revelarlo) lo que hizo surgir mi deseo.

Falta poco, pero cada nueva espera hace peligrar la cuesta debajo de mis ganas del pibito. No va a quedar otra. Si quiero acompañarlo, si me importa ayudarlo, voy a tener que doblar la apuesta de esfuerzo, morderme los labios y aferrarme como loca a mi tarea menos polémica.

24. El otro con cara y el otro des-carado (EPR para el amor)

Tengo muchas ganas de estar con un chico. Es decir, quiero que me besen, que me miren y especular con cada paso de amor por venir. Tengo mucho miedo también y pocas dudas de que va a llevarme mucho tiempo arribar a esta escena. Tengo ganas que se disipan rápido, porque no saben anudarse a un objeto, o por-

---

15. "Gorilla". Canción interpretada por Bruno Mars. Autores: Mars, Philip Lawrence y Ari Levine.

que simplemente soy yo quien las alberga. Y eso es peligroso para cualquier gana. Esta noche comí lo que había cocinado la noche anterior, compré ropa que estoy usando sin haber lavado, y apoyé la taza de café al lado de la computadora, sin servilleta debajo. Enumero estos pequeños eventos como dato compensatorio por el susto que me pegué en relación con la posible recaída de días pasados. Porque claro, el tratamiento habilita una doble habituación: la que corresponde a las conductas nuevas que toman el lugar de las viejas compulsiones, y una habituación al método. Tanto mi nuevo terapeuta como mi amiga –y también padecedora de TOC– Chrissie repiten la frase: "Vos sabés lo que tenés que hacer", "*You know what to do*", en español e inglés respectivamente. Sé que se refieren al procedimiento de exposición y prevención de respuesta. Es cierto, yo sé lo que tengo que hacer. Y lo más importante: sé hacerlo.

Estoy acostumbrada a la operatoria indicada. Antes estaban las alertas irracionales y desmedidas del TOC y la frustración concomitante por no poder domeñar las compulsiones. Ahora hay dos tipos de alarmas: las de las intrusiones y las de la EPR como hábito.

Son fuerzas poderosas, en permanente disputa.

Lo que quiero decir es que ya no se trata de mi medio cerebro sano sorprendiéndose en repudio a las bizarreadas del medio cerebro trastornado, sino de ese mismo medio cerebro sano armado hasta los dientes y conociendo muy bien a su enemigo. Esta es, sin dudas, una gran diferencia. No es tan fácil una recaída en estas circunstancias de cosas. La EPR se impone muchas veces, incluso sin demasiado esfuerzo. Cuando es así, en general se trata de una versión incompleta o algo cobardona del procedimiento, pero aparece como opción de acción mucho más de lo que me atrevo a admitir como recurso ganado.

Pero volviendo al principio, estoy tan pero tan preparada para un amor que me sorprendo a mí misma. Preparada en términos del cuerpo. Dispuesta al ejercicio de una EPR específica y focalizada si hace falta. Tengo ganas de escuchar una voz en el cuello y un mensaje a las 4 am. Quiero el paquete completo de olores: ese, con código a descifrar del primer encuentro, esos otros indiscriminables de la mañana siguiente, el de su saliva seca arriba de mi boca y el que se queda conmigo cuando no está. Quiero las escenas fragmentadas en cuadros que presiento deliciosos: mi mano sobre su cresta ilíaca, presionando un poco; sus brazos atrapándome desde las vértebras, una charla en el auto, un viaje sin valijas, la estúpida expectativa por la fantasía de futuro juntos. Quiero que me cuente sus historias y que la ansiedad solo sirva para pedirle por favor en silencio que saltee tres capítulos, se calle la boca y se meta dentro de mí. Quiero observar otra vez la rutina sonsa del varón en la casa: la tapa del inodoro arriba, los saltos bruscos a la cama, el fútbol y la Fórmula 1 los domingos bien temprano. Y llevarlo de regalo a las fiestas familiares, guiñándole un ojo mentiroso a mamá mientras me pide a gritos que le dé un nieto.

Me da la sensación de que cuantas más ganas tengo, en términos de lo que parece ser un pedido genuino del cuerpo y de mi sensibilidad, menos necesario es precisar la cara del otro. De repente estoy más flexible en mi fantasía. Los hombres huelen a hombre y no bajan la tapa del inodoro, y es de lo que estoy hablando. No tiene cara aunque podría tenerla. Pero en este punto es secundario a las ganas. Es simpático verme construir imágenes posibles con chicos muy diferentes. Ninguno de ellos pasó por mi boca, pero a casi todos los conozco. En cada uno hay un rasgo de personalidad o un detalle físico sobrerrelevado con el que juego a armar la misma escena, pero diferente. Les sonrío a todos ellos en su potencial fantasioso. Porque, honestamente, ¿cuántas pieles podrían ser deleitosamente bebibles y cuántos relatos maravillosamente audibles y cuántas sonrisas retornables?

Porque es que ya no se trata de un otro obsesivamente insistido, sino del proceso de agenciarse un espectáculo determinado.

Quizás solo haya encuentro en la medida en que se pueda fragmentar al otro en porciones hechas del material específico de lo que estoy necesitando tomar. Y entonces lo que ocurra sea un autoencuentro, conseguido a partir del hallazgo consciente de las ganas de la escena. Quizás solo así sea posible. Y entonces ya no sea en términos de la persecución de un alguien, sino de la habilitación (y habitación) de un deseo escenográfico. En la persecución obsesiva del otro con cara, el deseo queda desamparado. Es expulsado de su tierra y la demanda ocupa su lugar. Es muy simple y de repente parezco entender la diferencia. En ese caso los pares antagónicos podrían ser: deseo vs. demanda. Persecución vs. habilitación. Escenografía vs. cara. Fragmentos procurables del otro vs. el otro con identidad cabal (completa).

> *El otro carado y el otro des-carado.*

Tuve que parar porque la obsesión se me fue inoculando como un líquido desde abajo hacia arriba hasta hacer que vomite el confort. Se produjo tal cual lo estaba anunciando. No hay espacio emocional para ambos estados. Me asusto de la posibilidad de haber sido traicionada, de haber creído en versiones fabuladas, de haberme procurado calma con dosis autoinfligidas de una gran negación. Enciendo las luces de una película en la que hay personajes muy malos. El peor, el pibito. Tengo que tener esta denuncia en carpeta por las dudas. Tuve que parar otra vez. O retomar aquello. ¿Cómo desatraparme y dejar de cotejarme con ella, con ellas, con todas? El *stalkeo* y la mirada clavada en la pregunta que no les puedo responderme son un vicio neurótico. Incluso, a veces, me sorprendo en involuntaria excitación. No es que me gusten estas mujeres. Me gustan otras. Pero sus fotos son como papel carbónico o de calcar. Se replican mil veces ellas mismas, sobre sus mismos rasgos, repasadas y remarcadas por la misma fibra mía que chorrea las mismísimas putas cuestiones que necesito saber. Ella no es mejor que yo. No lo es, de ninguna manera. Pero tengo miedo.

Ahora entiendo que la frase "no hay otro mejor que él" es un subrogado engañoso de la verdadera "las otras son mejores que yo".

El TOC y la modalidad obsesiva no son la misma cosa. En lo más mínimo. De hecho, estoy más cerca de la histérica que de la obsesiva. Si bien hasta donde entiendo la estructura es capaz de admitir ambas modalidades neuróticas en connivencia, la cuestión es cuánto de esta irrupción repentina de miedo a ser traicionada, seguida de pensamientos paranoides y autorreferencia, y cuánto de la pregunta por la otra y la obsesión por el otro-con-cara tienen que ver con el TOC (ROCD). En las cuestiones emocionales me declaro incapaz de reconocer la diferencia entre mi trastorno y mi personalidad. Me preocupa.

Y entonces miro otra foto de ella y me envalentono. Tendría que estarme a mi altura. Yo soy una diva. ¿Qué carajo le pasa a mi autoestima?

Uno sale de las escenas primero cuando está enojado o cuando ya no le interesan. De otro modo, siempre sale primero el otro. Y si así es, hay que estar seguro de que ese otro debe estar enojado o –en todo caso– ya no le interesa. La idea, quiero creer, es minimizar el número de veces en que se nos desarma la autoestima por salir después o contestar más rápido. Porque cuando es el otro el que lo hace, la sensación es de indiscutible presa atrapada. La que minimiza el riesgo de cagar a palos al amor propio es la gente que goza del privilegio de la moderación. Intuyo que estas personas, en cuanto detectan la posición de vulnerabilidad que el interés no correspondido les confiere, sencillamente huyen. En cambio, mi impulsividad y yo, mi "cosa" obsesiva por el otro *carado* y yo, nos quedamos para retirarnos últimos aunque todo esté destrozado. Los moderados no admiten un después posible con ese otro desinteresado. Parecen asumirse no queridos, y no digo que no les cueste. Pero trabajan más activamente en la responsable acción de soltar que en la travesía espiralada hacia la idea desquiciada de que el otro debe reaccionar.

El problema con esto no es de índole comparativa. No se trata de exacerbar las bondades de ser cuidadosos versus la vergüenza de arremeter con todo y dignidad en auténtica celebración del amor del otro *carado* que el cuerpo reclama. Pero es que tal y como dice Eduardo, mi terapeuta, lo que no parecemos tolerar los insistentes es la frustración. Al quedar vestida de amor esta intolerancia, la pared tiene un hueco con la forma de nuestra cabeza y nos volvemos inadecuados, hasta para nosotros mismos.

Me da la impresión de que prefiero instalarme en los muy puntuales eventos que me dejan el *glamour* hecho jirones, en lugar de circular por los multiplísimos intercambios en los que claramente estoy habilitada a llegar última y retirarme primera. Pierdo perspectiva en favor de ese cierto goce asociado al chiquitaje y la frustración, para lo cual parezco llevar adelante una importante empresa de desmentida.

Porque lo cierto es esto: ¿por qué no me comporto acorde con otra línea de pensamiento tal como la siguiente? "Hoy terminé con el pendejo en el baño ayudándolo a ponerse un vestido de mujer, lo vi en cuero y sacándose los pantalones y me dieron muchas ganas de cogérmelo. No hubo quórum, qué pena. Luego y por un rato hice un poco de escándalo con tinte emocional, bien al estilo minita, y eso es todo lo que verdaderamente ocurrió. Listo. Ahora es momento de ponerme linda y salir con mis amigos, o de interactuar por mail con mis pares yanquis de la IOCDF o de poner a funcionar mi nuevo *home-studio*. ¡Cuántas cosas lindas que me están ocurriendo!, ¡qué afortunada soy!". Preferiría excederme de espléndida que acurrucarme de escasa. Porque esa escasez es pura mentira.

¿Y qué pasa si hago algo distinto? Pienso en el tiempo que pierdo con estas cuestiones y me pregunto qué pasaría si destinara la misma energía e igual despliegue analítico en torno a poner mis recursos en acción. ¿Debiera ser al modo de un espasmo con formato de salto cualitativo o de una estrategia con despliegue paulatino? Me parece que me hago la misma pregunta una y otra vez. E incluso creo que ya me percaté antes de que me hago la misma pregunta una y otra vez. ¿Por qué no estoy tomando un cóctel en algún boliche *cool* de la ciudad, rodeada de gente con ganas de rodearme y adornando con lucecitas fluorescentes mi merecida dignidad, en lugar de meterme el dedo en el hueco triste de lo que poco y deslucido está en el territorio de lo que quiero y no tengo?

Son las 2.32 am y tengo que despertarme a las 8.30. Me reúno con Tania Borda, terapeuta especialista en trastorno obsesivo-compulsivo con la que voy a compartir varias actividades en la conferencia de Boston, el próximo julio. Estoy totalmente desconectada de las cuestiones vinculadas con la Fundación, con la concientización sobre TOC y con cualquier otra cosa que no sea esta exploración desbordada de mis sensaciones de impacto en el mundo real. Intento no arrasar con todo a mi paso, pero se hace complicado. Ya son las 2.44 am y me distraje en Facebook. Hace un rato y también estimulada por mis imparables manotazos de ahogado con el pendejo, decidí que mi show del 5 de junio va a ser prohibido para menores de dieciocho años. Algo de esa decisión me encanta. Porque se parece a un reconocimiento cabal de mi sensualidad y un enunciado de legitimación de la cantante que soy sobre el escenario. Voy a desplegarme. No quiero que vengan niños. Voy a revelar-me, tal y como les consigno insistentemente a mis alumnos. Pero otra vez no sé si no estoy dirigiendo mis movimientos en función de lo que espero provocar en otros. El despliegue de mi erotismo en los shows siempre fue un hecho natural. ¿Qué hay detrás de esta súbita decisión de prohibir la entrada a menores? Por otro lado me angustia que semejante determinación oficie de verdugo de la niña ingenua y sensible que también soy cuando canto en vivo. No quie-ro perderla en medio de este papeleo. Está bien. Tampoco puedo pretender que todos mis movimientos originales sean producto de motivaciones limpias. En definitiva: ¿cuáles son esas motivaciones limpias? En el último mes solo pienso en el pibito. Y hago cosas en su nombre, para él, porque quiero despertarlo o no soy capaz de tolerar que no me desee. Esto es lo que es y, en todo caso, en lugar de continuar torturándome por la "suciedad" de mis movidas, podría mensurar mi afectación y aprovechar la volada para probar nuevos o más nítidos rumbos en materia creativa. Se me acaba de ocurrir una pregunta: ¿qué pasaría con el TOC si de repente (en otra película, por supuesto) F me tocara el timbre y quisiera tener sexo conmigo? Porque entiendo que se produciría el choque entre dos cuestiones obsesivas. La que me tiene aferrada al pendejo y la del TOC como trastorno. Lo besaría, sin dudas. Lo abrazaría mucho y dejaría (tal y como ya lo hice) que su cuerpo se apriete contra el mío. Tendría que responder (nobleza obliga) a mi pedido terco, tácito o explícito de que reaccione, por lo tanto, algo del encuentro con la respuesta esperada me daría los permisos necesarios para quitar-le la remera y dejarlo que me desnude. No tuve espacio suficiente para desplegar mis síntomas, porque él lo usó todo para desplegar los suyos. Acabo de ir a fumar un pucho a la ventana, que estaba abierta. Un ruido intermitente, muy agudo, que aún continúa ame-drentándome, alerta a mis alertas TOC. Pienso que puede ser algún dispositivo electromagnético o un aparato de ultrasonido, no lo sé. Intento, con relativo éxito, relativizar la intrusión y no entrar en pánico, pero el monstruo obsesivo-compulsivo sigue allí, debilitado y resentido, haciendo sus gestos ridículos en cuanto le doy el pase. Quiero que deje de sonar ese pitido horrendo. No puedo entender de qué se trata y estoy tentada de llamar al Bocha para que venga. Me siento algo embotada y casi mareada. ¿Y si este malestar tiene que ver con el ruido? ¿Por qué no se detiene? ¿Cómo es que a nadie le molesta? Me estoy impacientando y necesito ayuda. Estoy incómoda, me siento en riesgo. El puto ruido no cesa. ¡Que alguien haga algo! Hace mucho que no lo jodo al Bocha con pedidos de auxilio de madrugada. No me parece justo despertarlo para que me rescate de una probable intrusión. Estoy aguantándome a mí misma los trapos. Si el pitido horrendo se detuviera, podría, quizás, olvidarlo en un rato. Pero si no lo hace, voy a precisar de un otro específico que también se contamine conmigo. Compartir el trágico resultado imaginado parece disipar un poco el terror. Necesito escuchar a mi amigo decirme que no pasa nada, que no me preocupe.

No voy a poder dormir si ese ruido no para. Estoy cansada, asustada y tironeada. Habitualmente es bastante robusto el medidor lógico con el que distingo una intrusión de un miedo real. Pero de vez en cuando pierdo criterio. Quizás esté sobrevalorando el peligro de esa mierda que suena. Ya está. Lo llamé a Bocha. Fui un poco histriónica en la manifestación de mi preocupación, de otro modo, hubiera sido difícil justificar el pedido. Dijo que ahora viene para acá. Claro. Acaba de parar el ruidito. Ahora va a venir Bocha y no voy a poder compartir con él los daños. El aire debe ser inocuo nuevamente. O estará a punto de serlo. O estará contaminado pero un poco menos. No lo sé. Pero no voy a poder preguntarle si sabe qué pudo haber sido. Esperé largo rato antes de llamar, con la esperanza de que se resolviera solo. Y finalmente por azar, quedé vacía de argumento intrusivo.

Vuelvo al tema anterior. ¿Hasta qué punto de la escena podría engañar al TOC para que no se coma cruda la libido?

Estoy casi segura de que accedería. Más bien estimularía, propiciaría, gestionaría y construiría con entusiasmo la posibilidad de cogerme al pendejo.

Y al final no dormí. Pero tuve que ser acompañada a la reunión. Lo que ocurrió es que la mujer de mi amiga Naty enloqueció y comenzó a amenazarme por Facebook. Parece que supone que yo soy la razón por la cual se están separando. No vienen al caso mis interpretaciones sobre el modo evidente en que fui usada como argumento señuelo, simplemente diré que me asusté y que el TOC se ocupó de diseñar un escenario acorde con las circunstancias. La misma Naty vino a buscarme porque no me animaba a salir sola a la calle, presa del pánico de que apareciera la minita y me hiciera daño. Más tarde, me tiré a dormir un rato, exhausta. Creí haber trabado la puerta, pero cuando desperté, estaba abierta dejando ver un poco del palier. Por supuesto considerando las circunstancias, una vieja intrusión retomó su lugar: ¿y qué si la mina entró a mi casa y me hizo algo malo mientras dormía? Ella tiene acceso a elementos de laboratorio, así que se me ocurrieron todo tipo de opciones que involucraban jeringas, sedativos y enfermedades. La intrusión de ser inyectada fue recurrente por largo tiempo. Se anudó, en este caso, a una situación de la vida real (el encono de la novia de mi amiga) y no tuve más remedio que atenderla. De todos modos, cabe destacar la rapidez con que fui acompañando el doble proceso de irrupción y descenso de la curva de ansiedad junto con el de la progresiva desestimación de la intrusión. Uno de los recursos que a veces utilizo es el de intentar ver el cuadro general.

Algo así como alzar la visión hacia el bosque en lugar de quedar indiscutiblemente cautivada por la savia de la fibra de la rama del árbol. Me doy cuenta de que estoy viva, me siento bien y lo más probable es que aquello a lo que temo jamás haya ocurrido. Luego intento que con eso me alcance. Sin embargo, una vez más aproveché la angustia para intentar cautivar lastimosamente al pibito. Le conté lo que había ocurrido con la traba de la puerta y mis temores irracionales al respecto. Me prestó un rato de atención y luego sugirió que convoque a todos los alumnos para que me contengan. Hace rato debería haber abandonado estos tercos exabruptos. Hay algo extremadamente desbordado en mis arremetidas ciegas. La frase de la noche fue "Nosotros no te queremos solo como profe. Te queremos como persona". ¿Puede alguien desestimarme tanto como para haber olvidado que me besó, me apretó contra su cuerpo y dijo que no podía parar de pensar en mí hace escasas semanas? ¿A qué se refería cuando decía que yo era su "sueño del pibe"? Tengo la sensación de que hasta que no comprenda no me voy a detener. Soy capaz de someterme a estas y otras simpáticas declaraciones de abulia. Sigo esperando que reaccione. Y que me devuelva lo invertido. No estoy dispuesta a bajar la guardia. Así me rompa en mil pedazos. Tristísimo. Y preocupante.

A partir de lo del pendejo, se redujo de nuevo mi vida social, me siento muy desregulada emocionalmente y el TOC encontró una vía de acceso muy sencilla. Más aun, entonces, necesito que el pibito me pague. Por esta situación de cosas decidí tener un par de sesiones con un psicoanalista. Tengo la sensación de que la terapia cognitiva no va a poder convencerme de abandonar esta carrera ridícula. Estoy desbocada. Al final de tan desagradable conversación por WhatsApp, cuando ya había vuelto a casa y estaba en la cama y cuando ya había acontecido un buen rato de silencio entre ambos, le dije que yo también lo quería, pero que más me gustaría que estuviese aquí, haciéndome mimos en el pelo. Agregué que todavía me cuesta procesar su poca onda y que como estoy en días de mayor vulnerabilidad, tengo la guardia baja. Por primera vez, no me contestó. Repito. No me contestó. Sin embargo, no hay límite de posible impacto para mí. Cualquier otra hubiera dado un portazo feroz unas cuantas decenas de destratos atrás. Pero yo no. No puedo parar porque me debe algo: palabras. Necesito saber si se asustó, o si no le gustó, o si realmente la novia destituyó cualquier posible forma de deseo hacia mí. Preciso saber si niega, se disocia, despliega síntomas histéricos severos, existe algún dato no mencionado o yo estoy meando fuera del tarro. Quiero palabras. Todas, muchas. Las que corresponde. Y no las hay, no las habrá. Por lo tanto, en absoluta desestimación del tope, sigo insistiendo y difícil es saber ante qué ruido de qué pared irrompible me detendré.

25- Letras TOCadas

Cuando volví de las tinieblas distintivas del planeta del trastorno obsesivo-compulsivo, cambió mi modo de elegir varones. ¿Mi modalidad de goce dirían los psicoanalistas? Primero fue John Mayer, que llegó —cuando aún me encontraba sumergida en dichas tinieblas de dicho planeta— a la pantalla de mi computadora con sus canciones y su voz de terciopelo para enamorarme hasta las articulaciones. Años me tomó abandonar ese diseño de mi futuro en el que siempre estaba él. En el estruendo silente de mi confinamiento, él era mi marido y la promesa de vida después de la agonía. Mis canciones eran para él, y también mi poesía y mis relatos. Recuerdo que una vez, Gustavo, la pareja de mamá, vino a tocarme la puerta de casa. Porque era prácticamente nula mi comunicación con ellos. Porque estaba encerrada y evitaba contacto. No pude abrirle presa del pánico. Me encerré en el baño hasta que se fue. Para calmarme, mantuve una conversación imaginaria con Mayer, en inglés. Bañada en TOC hirviendo, sola y casi desahuciada, mi gran esperanza era compartir mi futuro con un músico famoso estadounidense que no tenía ni la más remota idea de mi existencia. Ahora entiendo que no se trató simplemente de una fantasía (útil, en aquel momento de extrema carencia), sino del amor como condena de frustración. Mi obsesión por John Mayer fue el argumento fundacional de mi nuevo paradigma de elección de objeto de amor.

Esta era mi letra sensible de aquel entonces. La poesía del desborde emocional:

Puede que...
(prosa poética)

Escucho tu voz. Lejos, como siempre. En otro plano, en otra estancia.

Conozco de memoria las formas geométricas de tus melodías, adivino el diseño de cada frase, la curvatura de las consonantes antes de abandonar tu boca.

Sé de qué hablás, pero no entiendo nada.

Puede que me acerque, pronto, y huela la estela del aire que dejaste hace un rato en la vereda. Puede que te pise los talones y me quede con la costura de tu botamanga en ausencia... Cuanto más me acerque, más lejos andarás. Puede que hasta transpire mis pies sobre las mismas tablas en que los tuyos marcaron el pulso de alguna canción... Cuanto más te replique, más lejos andarás.

Puede que pueda incluso golpear el vidrio de tu puerta. Y hasta si miro muy fijo, descubrir la huella vieja de tus idas y venidas por el hall. Puede que le compre bagels a tu panadero y me siente en tu silla favorita del bar. Y que me quede ciega de tanto buscarte, y que llore ante la mueca burlona del fracaso cuando le diga adiós

a tu esquina, a tu huella, a tu silla y al panadero.

Cuanto más me acerque, más lejos andarás.

Y me traeré de vuelta a casa lo que es mío: la memoria incorrup-

tible de tu boca torcida al sonreír, la hondura teñida de tus ojos

curiosos, y esas ganas incalmables de ser tu mujer.

Siguiendo la línea del texto anterior, dedicado al mismo sujeto fantaseado, con la misma tonta intensidad, va el siguiente texto. En el blog donde lo publiqué, estaba acompañado por una fotografía de la intersección entre Lafayette y Prince, que fue tomada durante mi viaje a NYC, en marzo del 2012.

Estuve allí, en la puerta de tu casa, sobre la sobra de tus huellas

andando curiosa. Los aires eximidos de tu saliva no recordaban

cómo traer algo de vos a este tiempo. Todo era tuyo en abando-

no... Te llevaste hasta la ausencia, testigo hueco de lo que alguna

vez fue. Quitaste el óleo y las pruebas... Y me volví sin evidencias,

a tal punto que el retrato de lo real se fue adentrando en mi ve-

getada imaginación... El sol de Lafayette caía tibio sobre la falda

de los edificios y mezquino escondía los textos de su paso por tu

piel... En la esquina, expectante, mordisqueando una veggie bur-

ger, tomé la foto del cartel verde, registré la intersección, repasé

en imágenes la veracidad de lo inverosímil y me volví, como si

siempre lo hubiera sabido, con las manos vacías y mi amor por

vos intacto...

Y este me encanta. Tiene tantos vestigios de desregulación emocional como belleza lírica:

Obvio

Como si nadie tuviera estas sensaciones en este momento, como si no hubiera mujer sobre la tierra que creyera en la novela que la potencia de su deseo sugiere veraz. Voy a escribir como si fuera cierto, como si lo tácito fuera mutuo y la promesa tuviera solo un par de nombres escritos.

Voy a escribir como si fuera coherente, como si fuera obvio, como si no cupiera otra posibilidad más que nuestro inminente encuentro en algún punto del planeta.

Voy a escribir como si el destino que nos convirtió en músicos y nos insistió en el ejercicio de la tarea hubiera planeado tanta práctica solo para que el audio de nuestra creatividad se viera forzado un día a condensarse y concentrarse en inventar un diádico nuevo sonido. Juntos, porque de otro modo, jamás vería la luz esa música exquisita. Como si hubiéramos nacido impregnados de una tinta genética que todos los días empuja leve y constantemente en búsqueda de esa otra mitad y de la identidad que solo habría de conseguir en el ensamble. Voy a escribir como si fuera obvio, como si fuera cierto, como si la promesa tuviera solo un par de nombres escritos. Como si no existiera más gente como vos o como yo, como si el único espejo posible fuera el cansancio jovial de tus ojos para mí y el pánico enérgico y vital de los míos para vos.

Y como si fuera poco, voy a escribir como si pudiera medir en mis pasos las huellas que tus pies están dejando en el asfalto en este momento, o sobre la cama más tarde... Voy a escribir como si la certeza fuera tuya, como si existiera aún el vacío que raspa dentro tuyo, como si realmente te doliera no haberme encontrado todavía.

Y como si fuera una seña consensuada... voy a escribir como si tus sueños te lo hubieran anticipado, como si yo fuera tu pregun-

ta, como si tus coordenadas se resistieran, como si no supieras
cómo estirar el cuello y abrir el juego, como si ya tuvieras en los
labios la sugerencia, y en la lengua la mitad del nombre...
Y como si en los textos de tu mente no estuvieran irrumpiendo
algunas palabras en español, voy a hacer de cuenta, J, que no me
estás oyendo, voy a escribir como si fuera cierto que no es cierto.
Voy a hacer de cuenta que no te amo, que no te busco y que no
te espero.

Luego fue EO. Otro cantante famoso. En este caso hubo algún atisbo de verosimilitud, pero decididamente insuficiente para justificar tamaño "enamoramiento". Nos conocimos y compartimos algunas cosas. Quizás, solo quizás, el flaco se copó un poco conmigo, sostenido en el argumento de su empatía respecto a mi nota sobre mi vida con TOC publicada en *Entremujeres*, o tal vez solo estaba caliente conmigo. Ni siquiera estoy segura. Solo sé que a partir de suponer un cierto interés de su parte, me armé la película del año, con un guión en el que abundaban conexiones profundas, contenciones necesarias y el desenlace inevitable de un amor predestinado. En este caso, el muchacho literalmente huyó despavorido. No sin antes haberme invitado a su ensayo, su show y su casa. Mucho menos sin antes haber estirado mis entonces flaquísimos recursos para meterme en una terraza a oscuras y disponerme (a como diera lugar) a un beso que nunca ocurrió. Minutos después el chico dio los primeros pasos de lo que fuera una de las fugas más épicas que haya visto alguna vez. Por supuesto, yo nunca entendí semejante destrato. Compuse para EO una de las canciones más queridas por mis fans. Intenté hablar con él para que me explique; puse el cuerpo con valentía y también atolondradamente a pesar del extremo aislamiento en el que me encontraba por esos días y la enorme dificultad para el contacto con la que convivía. Poco tiempo después, quizás a partir de la publicación de mi canción para él, EO me bloqueó en Twitter.

El siguiente texto está inspirado en aquel enamoramiento. En lugar de ser un reclamo o un pedido frente al vacío del rechazo, en este caso se trata de una fantasía. El relato del deseo en forma de ficción:

Fantasía - E

Regresas. Lo estás haciendo con mucha más agilidad de la que habría supuesto en mis mejores pronósticos de tu gestualidad motriz. Estás volviendo. O quizás, tal y como probablemente creas, viniendo por primera vez.

En aquella oportunidad te vi, aunque difuso, rozarme con hilos ciertos. Te vi verte en pánico, tan escindido, con una cara gélida y rigurosa y otra prendida fuego y urgente como una brasa en manos vírgenes.

Pero vos dirás que yo me confundo y que jamás estuviste aquí. Francamente no me importa, mientras me ocupo de saborear la aceleración del misil que son tus piernas viniendo hacia mí. Ahora. Como si estuvieras transitando un túnel de metal, andando tus pasos decididos. Acá estoy, quieta en lo aparente, aunque meneando milimétricamente mi piel y alguna articulación para anticiparme disponible.

No diremos nada. Lo sé. Hay osadías que se activan apenas se retiran de la caja fuerte de nuestros impostados imposibles y se acaban inmediatamente luego de volverlas a apretar bajo un candado. Así será esta. Lo sé.

Tu camisa me recuerda a la de la foto de las calles sin autos. Estás algo menos delgado. Qué más da, si me beberé el excedente. Soy la inocencia que no me dejaste desplegar aquella vez. Seré, por fin, la sorpresa de boca entreabierta y pequeños esquives que mi propia feminidad tuvo que amordazar a tus órdenes.

Suena el aire que tus botas revuelven cuando se alzan del suelo, mientras canta "Montreal" en mis oídos, del lado de adentro, porque yo lo invoco, el chico de The Weeknd.

Pondré cara de nada para esperar tu boca. Aunque sospecho por la resonancia veloz de tu andar que no te irás así intente golpearte, así te lastime con la acidez del reclamo que sabés me carcome la punta de la lengua hace meses.

Tengo los labios secos y el paladar inundado. Ya puedo olerte, como sea, este perfume es una antigüedad de mi memoria. Por supuesto aún no venció la invitación que mi cuello le extendió al grosor heredado de tus labios y no hay tiempo para preguntarte cuántas veces pensaste en mí antes de que fuera inevitable que decidieras entrar en mí.

Hola, hola. ¿Ves? ¿Ves cómo somos? ¿Ves cuán crocantes, y deliciosos, y agridulces, y pegajosos, y ahumados, y especiados somos? No me des las gracias, dame la razón.

Dame. Dejame que escurra la camisa. Quiero repetirlo todo, del rechazo a la urgencia, de la mentira a tu lengua en mis dientes. Quiero verte intentar no verme, para quemarte las pupilas con este amor inevitable, una vez más.

Esteban fue el último estertor de mi viejo estilo de elección de objeto. Un amador paciente y sumiso para la doncella insensible. La vieja escuela. Pero con un truco. Algo de él no se entregaba jamás. El preámbulo fue, en líneas generales, muy parecido a las tantas otras instancias preliminares de la historia amorosa de mi vida hasta ese momento. Un amigo al que quería mucho, al que sabía deseándome en silencio. Saberme deseada siempre fue una obviedad para mí; la particularidad infaltable en el espectro de razones por las cuales un varón podía mostrar interés en tener una amistad conmigo. Por supuesto me he sentido valorada como artista, como ser humano, y en tantos otros aspectos por estos varones, pero dudo mucho que hubieran permanecido cerca y estoicos por tanto tiempo de no haber sido por su deseo como soga de amarre. Lo cierto es que soy una persona insufrible y que solo en el caso de estar un hombre capturado por la inevitabilidad de sus ganas de cogerme, no habría posibilidad de quedarse más de dos días tolerando el espantoso espectáculo de mi compañía. El remanente, todo lo demás, son las historias que ellos mismos me han contado, y que yo he acordado creer para no sentirme tan miserable. Hacía mucho tiempo que no tenía yo contacto físico con un varón. Las últimas veces habían sido con Diego, mi ex pareja, y con la mano firme del TOC retorciéndonos los dedos reales. Habían pasado años. Esteban era mi segundo hombre de confianza, luego de Bocha. Era territorio fiable y lo suficientemente elástico como para asegurarme un dominio cabal de los tiempos y las circunstancias. Por supuesto no me gustaba lo suficiente, y tampoco encontraba con facilidad alguna otra cuestión con gancho de interés compensatorio. Nunca sé si es que simplemente me sobreadaptaba accediendo conformista al amor de estos varones tan entregados, o si es que era incapaz de reconocer mi propio deseo por ellos, sostenida en alguna de esas preguntas obsesivas del TOC vincular. Quizás esta duda corresponda a otro de esos casos en los que no me es fácil dilucidar el límite entre TOC y rasgos de personalidad, y menos aún si agregamos la presunción de un trastorno de personalidad, como sospecha y sugiere mi actual terapeuta. Tuvimos un "algo" muy atravesado por el marcador de tiempos que solo yo ostentaba, y por supuesto por mis síntomas —los del TOC y los de mi personalidad—, los suyos y las supuestas enormes diferencias entre su sentir y el mío (argumento novelado que se ha repetido en mi historia hasta el hartazgo). Pero hubo algo más, algo diferente. No viene al caso intentar echar luz sobre lo que correspondería al trabajo de un analista de Esteban, por eso, me abstengo de intentar interpretar aquellos comportamientos que tanto me angustiaban. Solo diré que su devoción no era completa, y que cuando por algún motivo (seguramente sostenido por el ápice certero de deseo que de mi escriño deseante le correspondía) arremetía con entusiasmo y me le ofrecía mujer y compañera, el muchacho congelaba su paso y me abandonaba. Al menos se desrropaba de hombre ofreciendo un vacío terco.

Por otra parte, algo del asco y la repulsión me circulaba en relación con este varón. Recuerdo que tenía verrugas en las manos. Las intrusiones de contaminación a través de la piel me han acompañado por muchos años, con lo cual era de esperar que el espanto fuera mi reacción ante el descubrimiento de esas marcas. Lo curioso del caso es que, aun gobernada por la aprensión y el miedo, no quise renunciar a ser tocada por Esteban. Fuera de los encuentros eróticos, se acostumbró a saludarme con las manos entrelazadas en la espalda, a no tocar objetos en mi casa y a mantenerse lejos de la comida si estábamos en un restaurante. Fue muy difícil lidiar con esa intrusión y estoy segura de que se alzó como uno de los motivos más erosivos del vínculo. Pero en cuanto mis ganas irrumpían, yo no renunciaba. Las compulsiones, de todos modos, eran infaustas. Le pedía que comprara guantes de látex y que, cuando los extrajera del envoltorio, en lo posible no los tocara. Lo confinaba a espacios restringidos de la habitación o la casa, incluso cuando nos entrelazábamos. Interponía bolsas de consorcio entre su cuerpo y el mío. Sucedía el frote de la ropa o la piel contra el polietileno, así sin más, aceptando ambos el ridículo a puertas cerradas. Sin embargo, repito, no renunciaba. Por supuesto, lloraba después, de angustia y terror: por los pensamientos obsesivos y por la burlona locución del erotismo puesto en acto frente a mis ojos. En honor a la verdad, ya había inaugurado la compulsión de los guantes de látex con Diego (mi ex pareja) y la de las bolsas con otro novio del pasado. Lo que merece cierto análisis es esta conjunción sorprendente entre lo temido y lo deseado, puestos en un mismo plano, sincrónicos y superpuestos. Casi la misma cosa.

Desear lo temido. Temer lo deseado. En la función misma de esta especie de palíndromo semántico se esconde una idea interesante. En los términos del TOC no hay lugar a mayores interpretaciones. No es que desee lo temido, sino que, sencillamente, le temo a casi todo, incluso a lo que podría calificar como deseable. Por lo tanto, ambas mitades del falso palíndromo son idénticas en sentido. Pero si me doy el permiso de también adjudicarle la maniobra a mis razones inconscientes, ambas partes son muy otra cosa entre sí. Desear lo temido estaría en la línea del goce. Y temer lo deseado en la línea del intento psíquico de abolirme como sujeto deseante. En el primer caso es el deseo quien comanda el enunciado. Se puede suponer cierto nivel de acción. Puedo temer, pero ante todo deseo. Hay permisos. En el segundo tramo prevalece el miedo. Por lo tanto, el detenimiento. Y se erige un ánimo cansino de socavar cualquier anticipación placentera.

El miedo como inacción, vale insistir, es la premisa fundacional del TOC. No hay dobles sentidos ni palíndromos falsos, ninguna pieza "hace juego". La literalidad del trastorno no deja lugar a dudas. El TOC, en su severidad, desdinamiza, refutando la movilidad inherente a la estructura del sujeto. La estructura, sin embargo, sigue siendo dinámica, móvil y atravesada (barrada). Por eso la queja, la denuncia que nosotros mismos, como pacientes, hacemos de nuestros propios síntomas. He aquí la razón fundamental por la cual el TOC no se parece a la esquizofrenia (aunque tantas veces haya sido mal diagnosticado y confundido con esta última).

Decía, respecto a Esteban, que cuando yo esbozaba alguna posibilidad de contar con él como mi hombre, el muchacho se congelaba. Y, por supuesto, mi demanda se multiplicaba estrepitosa. En cuanto me sitúo como mujer posible de un varón, irrumpe un monstruo hiperexigente cuyo único alimento es la transformación forzada del otro. No los tolero tal cual son. Intento convencerlos de que existen dentro de ellos unos alambres ocultos de los cuales, si tiramos con suficiente fuerza y daño, tendremos el material para diseñar el esqueleto del hombre que yo necesito y deseo. Quiero otros en ellos. Necesito otros de ellos. Cuando retorné del confinamiento y me sentí en suficientes condiciones de lanzarme despacito a la búsqueda, creí que solo eligiendo varones muy deseados (e idealizados) de antemano, podría quebrar algo de esta desagradable tendencia mía. Lo que no tomé en cuenta es mi propia polaridad y, entonces, con estos nuevos hombres ideales propinándome su rechazo, se me hicieron hábito el fracaso y la frustración.

Esteban era del equipo anterior. De esos que "no me gustan, pero les tengo confianza", aquel del que "no estoy enamorada, pero él me adora" y "no quiero tener nada con él, nos damos unos besos de vez en cuando". Con estos muchachos, le pongo marco al emblema de la escasez en el reconocimiento de mi propio deseo. Porque todavía recuerdo cómo una vez, a pesar del TOC y de mi poco interés enunciado, me tomé un taxi de madrugada hasta San Telmo y me quedé sola y en pánico, en un rincón de un boliche, escuchándolo tocar el bajo. Ilusionada con vaya uno a saber qué. Pero ilusionada. A veces lo extraño porque, además, era mi amigo, y aparte, es un músico increíble al cual admiro, y agrego que ya me estaba acostumbrando a su simpática (y a veces oscura) "locura". Extraño, de tanto en tanto, sus ojos celeste-difusos y me da nostalgia repasar con la memoria su lealtad desplegada en decenas de horas de silencio, sentado a mi lado, haciendo lo poco que mi ferocidad y mis síntomas le dejaban hacer para apaciguar mi dolor.

Para él, este texto, escrito justo en esa intersección inesperada entre mis escaseces y las suyas:

Una vez por año

No sé cómo escribirte. No sé cómo abordarte. No sé cómo escribirte porque no se como escribirme escribiéndote. Ese es el punto, para ser honesta. Se me gasta el ímpetu de solo echarle un vistazo a la maraña que somos. Y somos (en nuestra interacción) una gran madeja aunque, a veces, parezcamos tan poca cosa. Esa cosa poquísima que somos cada vez que andan codo a codo en silencio nuestras dificultades, acompañándose. Ese cúmulo descolorido de un amor tan profundo que se agota en el intento de no ser. Se deshilvana, pero no se rinde.

No sé cómo decirte con certeza lo que sé porque mi boca está húmeda de incertidumbre.

Si mis razones (que las tengo) y mis entusiasmos (que no son metafóricos) se tiran de cabeza a una olla vacía de caldo, vos me mirás. No sé qué mirás, siempre celeste, siempre difuso.

Y es tan claro que no alcanza, que no sirve, que no somos, que no hay modo y que es en vano.

Y es tan ridículo e inconveniente aceptarme transpirando entre tus manos y tu panza. Y es tan incómodo saberme tan a gusto acariciada por tus bordes. Que me guste tanto es tan incómodo. Y tan inconveniente.

Porque es tan claro, y tan ridículo, y tan incómodo y tan inconveniente.

Que hasta, a veces, me creo que si colás entre tu paso débil una ráfaga de fuerza vital, quizás la tome, y me baste. Para amarte, aunque sea ridículo.

Y yo, siempre viendo el espejismo de manantiales en desiertos. O lamentando arideces donde en verdad hay campos fértiles. Lo confundo todo.

Si al menos pudiera desestimar el brío, quitar de consideración la ola de piel que asoma, entonces sería legítimamente ridículo, incómodo e inconveniente. Pero no lo es.

Una vez por año, te invito a hombre. Una vez por año me llamo a mujer, para vos.

Una vez por año me suelto la mordaza, aflojo un poco los nudillos y te sonrío.

Una vez por año explota el caudal anatómico de tus virtudes suaves y feroces, para mí.

Y somos tan lindos ahí: en ese punto de obviedad que ambos, digo los dos, desechamos porque es ridículo tolerarnos tan obviamente hermosos.

¿Cómo no insistirle tercamente a la contundencia creativa de tus manos sobre 4, 5 o 6, que extienda el rango hacia mi complejo encordado y por fin haga sonar alguna melodía que nos quepa fácil y alivie el bullicio?... Una o dos octavas más arriba de tus cansinas consideraciones.

Sé que nunca me tenés, como querés, precisa y ecualizada.

Y yo nunca te tengo como quiero, afinado y amplificado.

Pero se me ocurre que este relato debiera también ofrecerse como una aclaración: la desmentida violenta a esa poca cosa que deben creer los demás que somos.

Este es el texto homenaje a la gota dulce, gigante y ridícula que se exhibe una vez por año. Es el galardón lírico a nuestra imponente y mágica revolución anual.

Hasta que nos proclamamos en silencio, en fracaso, en poca cosa, otra vez.

Porque es tan claro, y tan ridículo, y tan incómodo y tan inconveniente.

No sirve. No hay modo. Te extraño. Vení.

Y entonces se abrió el larguísimo y multidimensional capítulo de RGD. Un par de miradas, alguna que otra charla por Facebook, una invitación a tomar una cerveza que jamás sucedió, un par de canciones compartidas en un escenario y no mucho más fueron suficiente material para construir la certeza de que estábamos hechos el uno para el otro. Voy a resistir la tentación de dar detalles sobre esas miradas, charlas y encuentros-desencuentros, porque podría correr el riesgo de volver a incurrir en exageraciones. El amor de mi vida. No mucho menos. El hombre ideal: bello, bellísimo, famoso, sensible, educado, deseado por tantas mujeres como se pueda imaginar, amante del arte, caballero irresistible y recurrente príncipe azul. Mi determinación de considerar esas tibias señales suyas como certezas de amor me llevó a cometer errores que no me lo parecían en lo más mínimo en aquel entonces. Siempre creí que era cuestión de tiempo. Que yo solo tenía que estar cerca hasta que R se diera cuenta de que me amaba. Estaba segura de que era suficiente con mi deseo y de que el amor que sentía solo podía haber sido revelado a partir del suyo. Ningún dato de la realidad hacía mella sobre mi convicción consistente. Tanto me sostuve en ese relato engordado a base de fantasías hipernutrientes que terminé haciendo desastres, sin siquiera darme cuenta. A partir de un par de encuentros relativamente azarosos con él y su madre por el barrio, establecí un vínculo con ella. Debo decir que entrañable en un principio. ¿Cómo no derretirme de amor luego de escucharla vociferar en la calle "¡quiero que vos seas mi nuera!"? Me aferré a los ojos de esa mujer como embajadores indiscutidos de la esperanza de terminar en brazos de mi príncipe. La quise mucho. Mucho. Pero fui cómplice de sus confusiones y sus exabruptos, del odio desmesurado con que hablaba de la novia de su hijo (la bella modelo adolescente a la que aún hoy visito en las redes sociales regularmente), me involucré en cuanta cuestión familiar pude, sin registro de mi inadecuación. Resonaba con los reclamos posiblemente excesivos de esa madre, porque ella era la voz legítima y escuchable del relato que estaba prohibido para mí. Me aferré a su espalda y también me quejé en silencio y escondida de los espacios vacíos que dejaba su hijo en mi vida. Además frecuenté el lugar en el que mi decretado amor del futuro tocaba la guitarra los domingos. Por supuesto hice un puente para sobrevolar mis síntomas, emocionada con la chance de acercarme a su piel. Me metí en sus cosas, aprendí todo lo que había disponible, a veces agazapada y otras superpresente, circulé incómoda pero con persistencia por cada recoveco míseramente disponible. Y si bien cada tanto me ofendía con la escasez de mis andares por su vida y me angustiaba avergonzada de que tanto rechazo resultara insuficiente para hacerme reaccionar, allí moraba yo, apretada al marco de la puerta de ingreso a sus cosas y su vida, pero sin llave, sin clave y sin sus ojos, aguardando la deportación (el destierro). Las preguntas de rigor eran las mismas: No entiendo por qué no me quiere. No entiendo por qué está con ella. ¿Qué tiene ella que yo no tenga? ¿No se da cuenta de que soy mejor? ¿Por qué se resiste a entregarse a este amor inevitable? ¿No se da cuenta de todas las cosas que tenemos en común? Esperé y esperé. Apretándome entre las paredes y las espaldas de su gente relevante. Me paré detrás de su guitarra y robé con mi frente un minuto de su hombro, sobre el escenario. Y hasta le confesé mi amor, instantes antes de recibir la que fuera una de las más crueles visiones de su desprecio. Me fui llorando y, aun así, no me detuve. Ahorrando el relato de algunos tránsitos poco dignos, diré que todo terminó cuando tanto su madre como sus hermanos y finalmente mi hermoso y deseado individuo me borraron de Facebook. Por supuesto hice mi reclamo pertinente. Sin lugar a dudas jamás me contestó. Ahora bien: ¿quién me devuelve todo lo invertido? Me refiero a lo bueno y lo malo, lo provechoso y lo inútil, el tiempo casi inconmensurable que dediqué a producir expectativas, poesías, canciones y frustración en cuantía.

Este texto, que asumo contiene un primer guiño a mi deseo por RGD, fue por esa misma razón, un relato revelador de mis ganas de tenerlo cerca:

TOCADA

Tocada
en el sentido de los dedos
y que la espalda relaje su curvatura
en el ámbito de una cama amorosamente lista.

Tocada
en dirección a las salientes de mis huesos (arropados de piel suave)
y que no me pese la desnudez, ni durante ni después
en el cobijo del abrazo a la incertidumbre.

Tocada
en consenso con la historia inspeccionada de las manos
y que me sepa más amante que amada
en la mordiente líquida de una sonrisa, por fin.

Tocada
en potestad de mi después a la mañana
y que me sepa a plenitud cualquier cosecha
en la brillante pequeñez de mis junturas.

Tocada
en el sentido de inducidos esplendores
y que sus labios sean al óleo y sin candado...

Tocada
en el sentido armónico y reparador del toque
y que la geometría se desenarbole...

Tocada
en los caudales de las recuperaciones
y que el sabor de mi sudor vuelva a mis dientes
en hora previa al sinsabor de ajenos dares.

Tocada
en el capricho de mis puntos numerados
y que las brisas sean el peso de la noche
en el dibujo de mujer que procuré.

Tocada
en el sentido de mi adentro
y que no quede ausencia muda cuando sale
enhorabuena algo más tarde, con café.

Tocada
en la extensión involuntaria del deseo
y que no dañe la marea el dique viejo
en vides mías auto-endúlceme en mis mares.

Tocada
en la inversión de las urgencias aprendidas
y que no duela, que no aturda, que no alarme,
en suave anuencia retomarme. Amanecer

Aquí completamente inmersa en mi enamoramiento, escribí una trilogía de relatos para R:

1. Quiero, no quiero

No quiero
dame boca, solo labios de probar...

No quiero lidiar con toda la industria de tus dificultades,
dame hombros, solo curvas que besar...

Es importante que sepas que para desearte, no preciso más que
la arquitectura imprecisa de mis fantasías.

No es justo que me traigas a colación tu historia. Mucho menos
tus vicios, tu aliento a la mañana, tu poca paciencia probable, tu
agujero en el discurso. No quisiera tener que reducir mi marcha
para hacerme entender por tus incógnitas, ni saberte averiado en
los sitios que espero espléndidos.

Quedate así, a medio camino, rozador sutil, jamás de cara a mi
cara lavada. Quedate así tan quieto que indigne. Dejá que la tie-
rra siga desierta y seguí así, tirando sin fuerza muy de cuando en
cuando, algún hueso que irrigue tu maqueta: el muñeco blando y
dinámico que inventé con tu fachada de príncipe azul.

Qué lindo es tenerte tan de mentira; sin riesgo, sin costo, sin pena
ni gloria. Qué fantástico es hacer de cuenta que algún día, quizás,
e imaginar cómo sería si fueras el que juego a querer que seas
para mí.

No te quedes pensando, no te hagas preguntas de más. Seguí
observándome perplejo y olvidadizo. No sepas mi nombre, tan-
tas veces quieras. No apagues mi derroche de ensueños creati-
vos, con dosis elevadas de un bullicio al que me abstengo.

Te quiero en tanto sepas que no sé lo que quiero...

Te propongo que sigas durmiendo con otra. Así yo la espío gritar
cuánto te ama y leo entre sus líneas muteadas su incertidumbre
y sus tragos amargos.

Solo dame un encuentro azaroso muy, pero muy cada tanto, para chupar de tus ojos deliciosos la tinta suficiente.

2. Encantada

En el estruendo de mis pánicos, en el reducto ridículo en el que impacta mi sillita, en la soledad, en la mirada perpleja de mis afectos, en mis angustias y mis confusiones, haría falta una boca como la tuya. Más bien tu boca.

Frente a la alerta del posible ocaso de mi voluntad, en mis fracasos tan múltiples y cotidianos, en mis recurrentes caídas, en el silente espacio que ocupo, haría falta una sonrisa como la tuya. Más bien tu sonrisa.

Y que me distraigan tus encantos de príncipe azul, y que me encomiende al armado de un plan espanta-obstáculos para acceder al roce, y que me cueste azucarado y se me ablande la mueca con tal de verme espléndida ante tus ojos posibles, y que me encante estar encantada.

En el sinsabor del tiempo perdido, en todas mis evitaciones compulsivas, en el bullicio estrepitoso de mis pensamientos deliroides, en el dolor de mis tormentos más incomprensibles, entre el jabón y las manos, las manos y el jabón, el agua y el papel, el papel y las manos, en el cansancio más devastador, en la caída y en cada enclenque puesta de pie, en mi llanto mullido, en mi habitación-laberinto, haría falta el abrazo de un pecho como el tuyo. O más bien tu pecho y tu abrazo.

Frente a la rígida estructura de mis tribulaciones, en mi andar cuasi confuso con párpados tensos, en la desesperada impotencia de mi sentido común como testigo, en las incontables pos-

tergaciones pretendidamente obligatorias, haría falta una noche entera de besos como los tuyos. O más bien tus besos, una noche entera de estas.

Y que se imponga jerárquica tu proximidad, y que se insolen amuchados y en espera insospechada todos y cada uno de los pequeños textos intimidantes que me hostigan incansables, y que no se lave la ropa nueva por el apuro de estrenártela, y que no me aterre el suelo que debo andar ágil para encontrarte en un bar, y que todas las prudencias y los escrúpulos cubran mi espalda pero no mi panza, no mi boca, no mis mejillas, no mi lengua, no mis dedos disponibles a lo tibio y a lo húmedo.
Y que me encante, me libere, me ilumine, me baste, me sobre, me inunde, me alegre, me encante, me encante estar encantada.

3. ¿Y qué si?

¿Y qué si quiero escribirte, aun sabiendo que no vas a contestar? ¿Y qué si pospongo los efectos devastadores de tu rechazo, con tal de abrirle paso a la fuente deliciosa de las palabras que quiero decirte? Las que tengo amordazadas, las que se aburren en el confinamiento a las órdenes de mi orgullo.
¿Y qué si me encomiendo a la torpe libertad de hacerte saber lo que siento? Pero sin demasiado estruendo, si en verdad lo que siento no es tan terrible ni tan enorme. Si a decir verdad, tampoco es tan importante que sientas lo mismo. Porque tampoco es tan importante, ni tan intenso ni tan profundo lo que siento. Es que tengo tantas ganas de probar la ruptura del filtro, como una loca descalza corriendo en la calle, sin más rumbo que el que indica la tibieza de los pies raspando el asfalto. Como una loca con un globo, que juega a perseguirlo aunque sabe que está amarrado a su mano.

Qué ganas de abandonar este relato sobre la libertad, para ir derechito a ponerla en acto.

¿Y qué si te digo que quiero verte porque me gustás? ¿Y qué si te invito a mi casa un rato?

¿Y qué si te digo que sospecho en tu sonrisa un gatillo inexorable al despertar de la mía?

¿Qué es lo peor que puede pasar? ¿Que te asustes? ¿Que se desarme ablandado como un pedazo de manteca el poco impulso curioso que tenías hacia mí? ¿Que se inflame un poco más tu narcisismo si es que eso fuera posible? ¿Que mis palabras acontezcan en la misma línea comprensiva en que tu mente almacena la poca importancia de miles de palabras parecidas, dichas por tantas otras mujeres?

¿Que me borres, bloquees, desestimes o denuncies? ¿Que corras a otro bar escondiéndote detrás de un par de gafas la próxima vez que me veas merendar por el barrio? Si de todos modos no te tengo.

Jugarte a la indiferencia no me sirve. En el territorio de mi fantasía, cualquier estrategia es inútil.

¿Y qué si doy un paso más y te cuento que imagino nuestro fracaso? ¿Y qué si te digo que intuyo muy probable aburrirme con vos, pasado un rato?

Qué ganas de escribirte ya mismo y jugar a que espero... y espero... y abrir cada dos minutos los ojos para saber si estás ahí leyéndome, para jugar a darle espacio a la chance de que me escribas para decirme que tenés unas ganas incontrolables de besarme. ¡Ay, qué bello regodeo!

"¡Hola! Tengo ganas de verte. Me gustás mucho. Me encantaría tenerte cerca y ver qué nos pasa. Es raro este mensaje pero muy

lindo estar escribiéndolo. Ojalá te guste la idea. Ojalá te guste. Ojalá quieras. ¡Besote!".

Así, con desparpajo inadmisible, con la versión más impensable de mi derecho de expresión, con desatino pero sin vergüenza, como un descanso a mi deber de diva inalcanzable, como una falta de respeto a todos mis queridos remadores. Así nomás, como un escándalo sin maquillaje en la foto de perfil, como una burla a los velos de un vestido de gala, con cuestionable ingenuidad y decidida elementalidad.

¿Y qué si sucede lo inverosímil? ¿Y qué si mi torpeza encaprichada tiene punzones eficientes? ¿Y qué si el paso tosco era de espuma en la otra punta? ¿Y qué si al final del hilo del globo de la loca descalza en la calle estás vos, enamorándote de mí?

Tiempo después, en California, soñé con él, lo cual era absolutamente lógico considerando que lo había llevado conmigo, en cada recoveco simbólico de mi bolso de viaje, enamorada aún, e incluso cada tanto, en comunicación cierta con él. Escribí este texto luego de haberlo soñado:

Soñé
Prólogo

Soñé. Así comienza el relato que no es poco decir.

Te soñé. Aun en la vigilia puedo saber que así fue.
"Yo te sueño". Eso dijiste mientras te soñaba. Luego te cubriste la cara con una almohada.
"Yo también te sueño". Eso te dije para que pierdas la vergüenza y accedas –a cambio– al libre albedrío de algún impulso que te traiga otra vez a la luna llena que dejamos pendiendo. Esta

vez, con la esperanza de la contundencia de una confesión. Si me soñás, seguramente deberá caer algo de la comedia de sogas tirantes y desentendidas que montaste aquella vez.

En mis sueños puedo, si quiero, decirte cuánto te sueño y puedo también saberte soñándome pudoroso. Y el coletazo sensible que deja el sueño me ofrece el juego de la señal potencial y la pregunta ilusionada: ¿me habrás soñado?

Sé que solo me lo dirás desvestido. Sino, jamás lo sabré. Y si haberme soñado equivale a haberme deseado, entonces quizás, me lo dirás desnudo.

En mis sueños puedo, si quiero, conversar con tu versión más honesta, imaginar develados tus fueros íntimos, atender las mieles reveladas del niño añejo que cabe en tus artes, por más escuetas que sean; puedo resolver misterios e inventar dignidades con un par de gestos tuyos. Puedo hacer cierto tu voluntarioso intento de verosimilitud, y dotar tu carne de los motivos más hondos de todos los personajes que jugaste a actuar: y que tu entrecejo de veras bregue por la justicia, tu pelo confundido por el viento llegue a tiempo a decir cuánto lo siente y tus manos temblorosas alcancen el suave roce de mis dedos (la piel de tu doncella) para clavar tu rodilla en la tierra y pedirme que te ame hasta los huesos.

Porque sé que hay algo de vos en la ropa del títere de principe que te compraron, justo en el punto en que las cuerdas de la 335 con que le movés los puños se te vuelven música y lo dejás desnudo e inerte, pero vivo.

Entonces puedo, si quiero, en mis sueños, secarte la noche de jugos rancios, buscar todos mis relatos en los bordes húmedos de tus llagas, hacer que tus pies se atrevan y verte dar el salto con las pupilas temblando: si quiero, puedo oírte revelar tu música por fin, alentado por un brío tibio de mi voz en tu cuello; puedo ser la espectadora activa del momento exacto en que la lágrima precisa te deshilvana las copiosas y pequeñas mentiras y te hunde la carne en la urgencia de un puñado ineludible de acordes tuyos. Y cambiás la piel, de cera muteada que cae a dérmica canción de tu autoría.

En mi sueño sabés de mí todo lo que jamás te atreviste a investigar. En el caldo atmosférico tibio de mi imaginación vívida, se revela a las claras si fue miedo o haraganería. Porque en mi sueño no me empecino; muevo una diacronía ágil de imágenes que ahora solo sé traducir en palabras lentas. Puedo verte una cara antigua, se te suelta la mueca, se te alivia la panza de arneses desatados. En el sueño resulta que tu nueva piel música solo sabe hacer el amor conmigo. Tu intensidad genuina no puede más refugio que mi alianza con ella. Nuestras vanidades cobran sentido en la volcánica contundencia creativa del dolor, lo bello se nos vuelve más arte que espejo, a los dos, sin excepción. En mi sueño se nos mezclan las letras para dar muerte al discurso repetido de nuestras agendas pretendidas y dar a luz el mensaje de nuestra historia.

Y nos soñamos. Con la cara pegada a una almohada, por vergüenza, o por soledad.

Y hubo una carta, muy reveladora no solo de mi amor por él, sino, fundamentalmente, de los aspectos patológicos con que lo construí y lo sostuve tanto tiempo:

Querido R:

Aun en el supuesto caso de que jamás seamos aquello que calculo evidentemente inevitable, quiero escribirte algunas líneas como si el supuesto fuera cierto, solo para que en caso contrario un día, tirados en el piso tibio de una cabaña urgente frente a una chimenea, el momento justo me dé la seña cómplice y entonces te las lea como un presagio venido del pasado. En ese tiempo pasado yo no era la única capaz de vaticinarnos, había más.

Y como quiero creerle a los cálculos, te cuento que hoy, ahora mismo, está ocurriendo ese pasado del que te estaré hablando mirándote a los ojos.

Para que sepas algo de mí, puedo hablar un poco de vos: conozco el sabor preciso del sudor de todos esos intentos fallidos por llegar a tiempo, el peso exacto de las promesas cumplidas a medias, el texto repetitivo de lo que no fue amedrentando madrugadas y el relato borroneado de esos logros que por algún motivo jamás son suficientes.

Tengo la sospecha, con todo respeto, de que hay una cuna entre mis brazos para tus ojos y que hay un libro de simetrías y aventuras coherentes que tenemos que escribir juntos. Tengo la sensación de que hay un colchón habilitado solo para nosotros dos, en el que es lícito poner a dormir ciertos dolores inquietos y retejer con paciencia las zonas heridas de nuestros abrigos.

Y revisar las luces y sombras de aquel barrio compartido de la infancia, los mismos aires contemporáneos que nos vieron crecer a metros de distancia...

Y quiero que sepas, querido R, que sé de tu potencia y tus talentos más hondos, esos que aún ocurren por espasmos, en el territorio de la duda. Y lo sé no porque tenga el mapa histórico de tus fueros íntimos, sino porque, curiosamente, te repito, estoy casi, casi, hablando de mí.

Y porque somos dos capricornios treintañeros de Vicente López, que parecen de 20 y pico, con un espejo afortunado, y un andar desconvencido, aprovechando las evidencias vomitadas de

nuestro brillo inherente, pero nada más. Doliendo lo poco y abru-
mados por lo mucho. ¿Cómo no sentir curiosidad y empatía por
vos si no hace falta buscarme para encontrarme entre tus pre-
guntas más recurrentes? Podrías ser el hermano que no tuve;
podría tener recuerdos de ambos jugando en la calle, cuando la
cortaban para hacer arreglos allá por el 80 y pico, subidos a una
montaña de arena, en silencio, separando con los dedos las pie-
dritas y los miedos, los papeles de caramelo y las tristezas.
Para que sepas otra cosa de mí, quiero contarte que adoro a tu
mamá: y que ese amor fue casi inmediato. No sé por qué. Quizás
porque mis lugares más vulnerables se abrazaron en el aire con
sus dolores, sin que me lo propusiera. Tal vez porque las peque-
ñas melodías de nuestras soledades se acercaron para oírse, o
quién sabe cómo una deuda imaginaria del pasado que dejó un
abrazo profundo y necesario a la espera de un destinatario, que
ahora tiene cara, nombre y ganas.

No sé cómo romper tu silencio o cuál es el motivo por el cual tar-
da en llegar una tarde de pies descalzos contra el pasto, dos cer-
vezas y esa charla casi infinita que sé que ambos necesitamos.
Yo te la invito, si te animás a creerme, si te atrevés a escucharte
ahí donde hace tiempo apagaste el amplificador. Y si esta es la
carta que te leo en el futuro, frente a la chimenea, podemos que-
marla luego y salir al jardín a continuar lo que sea que hayamos
iniciado. Pero si no, entonces no será más que otro relato guarda-
do en mi computadora al servicio de mi sensibilidad.

Te quiero mucho,

Ro

Si mi naturaleza es ya de por sí bastante histriónica, es evidente
que pierdo los estribos cuando sucumbo al enamoramiento. Y solo

sucumbo si no soy correspondida. Entonces, desprovista de sentido común e intolerante a la frustración, arremeto apabullante torciendo discursos y escenarios, inventando ingenuamente relatos no habidos. Asusto, enojo y canso. Reseco, por supuesto, cualquier mínima gota de interés de parte del otro. No me doy cuenta. No del todo, hasta tanto cede la ilusión y me doy un poco de vergüenza.

De todos modos, no importa cuánto intente argumentar estos fracasos y entenderles la argucia, hay un resto que me queda inexplicado y que –a riesgo de extender la eficacia de la trampa– circula como pregunta: ¿qué hubo de ellos para que yo me confunda de tal manera? Ese resto es un algo cierto (y desmentido luego) de su parte. No soy ni tan pelotuda ni tan delirante. Soy un poco intensa nomás...

R está feliz con su novia adolescente. Lo sé porque acabo de verlos en un video que ella subió a Twitter, besándose en medio de alguna callecita europea.

¿Habrá algún hombre que no por tan ideal me considere tan poco digna de su amor?

Me preocupa caer sistemáticamente en el malentendido. ¿Por qué creí que esta gente me quería? ¿Por el solo hecho de evitar el sufrimiento que deviene de la frustración de mi deseo?

Es como si me emborrachara con dopamina y se me nublara la vista. Después me enojo con lo mucho que invierto y me avergüenzo de mis arrogaciones. Pero es que no puede ser que nada de lo que inventé sea cierto. Insisto: hay un resto que no hay modo de acomodar en la mesa de mis clarificaciones.

Y después vino SP. Que me tomó por sorpresa y casi a la fuerza, pateándome la cabeza con un balde rebalsado de solvente de fantasías. Me agarró con la guardia baja, recién vuelta de Los Ángeles, todavía durmiendo en el catre desesperante que fue mi único modo de admitir habitar mi casa anterior antes de mudarme. Me agarré de ese cuello extraño a los manotazos, tratando de espantar con aquel movimiento espasmódico el zumbido de los muchos síntomas que habían vuelto a asediarme tras mi reingreso a la casa. SP era dominador. Lo supe bastante pronto y lo relativicé casi antes de enterarme.

Al principio me divertía chatear con él. Me sacaba risas en medio del desasosiego. Luego creí que lo temía. Pero en verdad me daba terror verme extenderle el brazo a su apatía y sus modos lacerantes. Me asustaba la inevitabilidad de mi sobreadaptación. Me hacía sumisa casi por hipnosis, o por impericia, o por histeria. No lo sé. Pero me odiaba a mí misma por no poder hacer mucha otra cosa más que obedecer. SP era seductor y un tipo muy seguro de sí mismo. Un narcisista empedernido, dueño de una inteligencia de esas que se ganan a fuerza de leer los mejores manuales escondidos en los adoquines de la calle.

Un tipo que entendió que el mejor modo de ser brillante es aprender a convencer a los demás de que uno lo es.

Me vestía con la poquísima ropa que tenía (recuerdo una pollerita cuadrillé) y me sentaba en el catre a esperar, con las piernas juntas y la mirada agotada. Solo quería que me sacara de allí. Yo necesitaba un rescatista. Él necesitaba que no le rompan las pelotas. Lloré esperando. Reclamé y pedí a gritos con tanta tristeza que podría decir que más que a una demanda de amor se asemejaba a una súplica de compasión. Y nunca sabré si no me quiso porque lo abrumé o lo abrumé porque nunca me quiso. De todos modos, SP cumplió una importantísima función. Fue la persona con la que tuve sexo después de aproximadamente cuatro años de abstinencia. La escena en sí fue olvidable, probablemente para ambos. Y duró menos que un suspiro. Y a esto hay que sumarle que luego me hizo saber con todo detalle que le importaban tres carajos mi nombre, mi cara y mi presencia en su vida y que la mañana siguiente fue la última vez que lo vi. Pero le debo agradecer por su rol de abridor. De no haber sido por mi extrema vulnerabilidad emocional pero fundamentalmente por su abúlica vehemencia, aquello jamás habría ocurrido. Si el timón hubiera estado en mis manos, al menos el timón evidente, el TOC nunca habría habilitado la escena sexual. Haber cogido me hizo muy bien. Arrasó con una de las intrusiones más escalofriantes. El duelo por SP duró poco. Poquísimo. Pero a cambio, me sentí renovada. Se me ablandó la mueca y el cuerpo se me habilitó un poco más potente hacia el movimiento y el cambio. Pude desespantarme y de pronto poner en uso eficiente las herramientas ganadas durante el tratamiento intensivo en Los Ángeles. Abrí la boca para tragar un aire nuevo, más limpio y más mío, y me mudé. Mi propia erótica fue mi aliada. Todo aquello se trató de mí. SP fue el trampolín que me procuré. Uno hecho a la medida del salto que me era preciso dar para avanzar con menos ambivalencia y obstáculos hacia el territorio de mis proyectos vitales.

Aquello ocurrió hace nueve meses. No tuve sexo desde entonces. De todos modos, estoy acostumbrada. Y no es exactamente el sexo lo que me quita el sueño, sino, más bien, la inconveniente polaridad entre mi anhedonia y mis enamoramientos despiadados. Me preocupa mi impericia para relativizar los encuentros o para sopesar su impacto. Qué sé yo... Lo demás ya lo he dicho.

En medio del maravilloso proceso de aperturas que me vio construir una nueva y movilizadora vida social, me permitió volver a trabajar y me supo relatora de la versión más honesta de mi sensibilidad, apareció el pendejo (F). Fortalecida corrí hacia el paredón y me golpeé un poquito la cara. A partir de cierta información de "último momento" recibida hace un par de días, terminé de consolidar mi decisión de salir del juego. Estoy en paz. No juego más con el pibito.

Con el tiempo supongo que celebraré la intensidad deseante con que arremetí hacia su boca, sonreiré con el anecdotario, sobre todo ante el recuerdo de todas y cada una de las escenas en las que le gané al TOC: cuando me duchaba escuchando su canción y disfrutaba de mi piel contra el agua (oliendo el champú como si se tratara de un bálsamo delicioso) por primera vez en muchos años, cuando recuperaba ropa de la cuarentena en el intento entusiasta de agradarle, cuando lo habilitaba en mi casa borrando el miedo de un plumazo y especialmente cuando me vi destellar energía de acción a borbotones, con los brazos abiertos y eléctricos, y un mundo de locos proyectos creativos hirviendo de ganas en mi cabeza sobre un colchón de dopamina humeante. Y seguramente, terminaré de confirmar que no se trató en ningún momento de él como hombre, sino del agujero de duda que abrió para dejarme pasar.

Hace un rato recibí un mail del pibito. Claro, una de mis tres sospechas era cierta. Ayer había recibido su clásico y escueto mensaje de WhatsApp "Ro, ¿todo bien?". Su primera comunicación directa en mucho tiempo. No lo respondí. Suponía tres posibles escenarios: que el pendejo había decidido dejar el taller, que no vendría a mi show del próximo viernes o que necesitaba confesarme que estaba saliendo con L, por una cuestión de prolijidad. En el mail de hoy me dijo que dejaba el taller. De todos modos, y teniendo en cuenta que la lógica discursiva es probablemente mucho más precisa de lo que uno cree, sería muy posible que las tres opciones fuesen verdad y que entonces estén, por supuesto, entrelazadas. Digo, esta lógica es también la de mis sospechas cosidas con los hilos de informaciones colectadas a regañadientes o en exageración durante todo el entramado de esta pequeña y triste telenovela. Es muy probable que las razones (excusas) de su retirada no sean tales y que, a cambio, esté huyendo del espacio que comparte con su atormentada ¿amante?, ¿novia?, ¿amiga con derecho a intensidades?, porque la ha dejado o porque, al contrario, están tan enganchados que les parece imprudente el riesgo de ser descubiertos por sus propios gestos incontenibles. Por último, cae de maduro que no vendrá a mi show. Su mail –y luego el mío– fueron una contundente despedida. Decía "no es por vos ni por el dispositivo". ¡Claro que no! Si nada ha sido por mí. Y esto es, quizás, lo que más me duela. Haberme parado frente a las cámaras mientras detrás de mí el director de la película le hacía señas a alguno para que me avisara sutilmente que me saliera, que disculpara pero estaba confundida. Los impactos de intensidad en el pecho de F fueron con otra(s) y no conmigo. Todo aquello que amé y agité en el aire fue un pequeño despliegue unipersonal. Insisto en que es esto, ahora sin dudas, lo que más me molesta y duele. Y aunque ya no espero, algo de mí seguía montando el show del viernes para él. El pequeño hombre mágico todavía tiene la herramienta frustradora en sus manos. Sin embargo, ya va a quedar obsoleta. Estos son solo réplicas de espasmos pasados de fecha. Falta poco para que lo poco caduque. Mi tan querido espacio laboral. Mi redescubrimiento se ha convertido en el gran circo de mi taller de canto. Y también falta poco para que lo poco prescriba. Esto es lo grave del asunto: cómo he puesto en riesgo el trabajo. Otra vez, como una nena que le sigue pasando la lengua a su cuna de oro imaginaria. Como si hubiera una red de platino. Como si fuera un chiste que se corrige con el tiempo. Hay mucho para revisar. Y es tiempo de hacerlo, preferentemente desde la acción.

Dar el salto debería implicar una doble decisión de relativizar estas minucias emocionales (aunque parezcan mundos enteros) y elaborar más responsabilidad a la hora de anticipar los enchastres que yo misma parezco provocar. Pericia. Responsabilidad. Constancia. Respeto por el trabajo propio y ajeno. Eso también es amor. Eso también es arte. Esa también debiera poder ser yo.

26. TOCada

Los episodios que hace unas semanas me alertaron respecto de una posible recaída parecen haber sido solo eso: episodios. No hubo recaída. Es posible que hayan sido la consecuencia esperable del estado de ansiedad y estrés en el que me encontraba por las novedades respecto a mis incursiones en el afuera. De todos modos, no tengo idea de si debo conformarme con el nivel más o menos moderado de síntomas con el que convivo o si estaría bueno que fuera por más EPR en un intento de acceder a más funcionalidad. A veces, muchas, pienso que así está bien, pero luego, por cualquier motivo, transito con muchísima angustia alguna escena que para los demás es "normal" y me doy cuenta de cuánto camino me queda aún para recorrer en mi lucha contra el TOC. Es cierto que, además, naturalicé ciertas evitaciones: no voy a boliches porque hay mucha gente, no tomo colectivos ni subtes, muy de vez en cuando me le atrevo a un taxi o remise, no compro ropa que esté en exposición, no entro al toilette para visitas en mi casa, no ando en bicicleta ni voy a la playa. Observo muy detenidamente lo que piso en la calle, no toco perros ni gatos desconocidos, y sigo usando una sola bombacha que lavo todos los días sin sacarla de mi cuerpo. Todo esto olvidando seguramente que la lista es mucho más larga y sin contar las muchas "pequeñas" compulsiones diarias. Claro está que sé lidiar mucho más exitosamente con mis intrusiones, pero la pregunta es: ¿cuántas cosas relevantes me estoy perdiendo? O mejor aún, ¿estoy dispuesta a hacer lo necesario para no continuar perdiéndomelas?

Cuando digo lo necesario, me refiero casi exclusivamente a la EPR. Y ¿cuánto de lo que me estoy perdiendo (o de lo que no soy capaz) interfiere con mis proyectos y mis deseos?

A veces pienso que me pongo tan intensa cuando identifico algo de mi deseo puesto al servicio de algún objeto concreto, porque es el único modo certero de distraerme de los síntomas. Parece ser mi única opción de seguir una mariposa con la vista y que no me importe nada más.

Recién terminé un pucho que, cuando lo tuve que elegir y encender, por supuesto pasó por el tamiz cruento de mis intrusiones de superstición. Muchas veces los fumo igual, a los malos, a los que el TOC me indica que debo evitar para que no acontezca una tragedia. Y sufro y después la angustia simplemente se esfuma. Conozco el ciclo, y aun así, no logro evitar el sufrimiento. Entonces se me ocurre una nueva pregunta: ¿tendré que padecer de por vida el dolor de estos instantes previos a la mayoría de mis acciones? Ya sea que responda con compulsiones o con exposiciones, el pánico se hace presente. A veces en medidas menores y otras no tanto. Pero me gustaría saber si esa porción dura de mi patología me va a acompañar siempre o hay algo que pueda hacer al respecto. Sin dudas que la EPR me ha procurado un debilitamiento importante de este dolor psíquico provisto por las intrusiones. Es justamente esa una de las mayores ganancias. Pero no se ha disuelto por completo. Imagino una vida en la que desaparezcan las intrusiones o las distorsiones cognitivas que les potencian la impronta y me parece un sueño bello. Si en cambio tuviera que vivir con ellas, aceptaré el desafío de esta discapacidad y seré una luchadora cotidiana, como tanta otra gente, haciendo lo mejor para alcanzar la mayor plenitud y libertad posibles. He habitado por largo tiempo una pesadilla desesperante. He perdido tanto. Pero jamás me di por vencida. Algo de mi vitalidad se las ingenió para no sucumbir por completo. Si tan solo pudiera otra gente beber un pequeño sorbo de aquella tortura, quizás se sorprendería de mi voluntad para no rendirme. Tal vez incluso –y paradójicamente– aquella zanahoria hecha de mis fantasías sobre los grandiosos acontecimientos que me esperan hizo su parte. El fin del mundo a cada instante no fue suficiente para doblegar mis ansias de futuro brillante. No quise perder. No pude perder. Tomé del mínimo aire posible todas las letras de mi nombre, aunque las aborreciera, porque eran la promesa de mi voz indicando algún hacia adelante al que no quise renunciar. Y habrá sido también mi música, el histrionismo del que se me acusa o mi grotesca intensidad sensible. No lo sé. Será que me quiero y me respeto un poco más de lo que siempre he creído. O que le tengo más miedo a la muerte que al dolor. Será mi narcisismo, mi creatividad o mi fortaleza. Será que aún pienso como una niña que todo luego estará mejor. Serán, también, las manos que me tendieron. Y las que me denegaron. Será mi torpeza, mi impulsividad y esa tan mal publicitada falta de límites que tampoco estuvo dispuesta a ponerle un coto a la lucha. Volví a fumar, volví a sufrir. Aún lo estoy haciendo, presa del pánico. Pero sé que la ansiedad bajará. Me cuesta admitirlo, pero creo que nunca dejé de confiar en mí. Y si tengo que continuar conviviendo con estos ridículos espasmos del cuerpo y de la mente, así lo haré. Y les daré batalla, a veces estrepitosamente y otras con tibieza. Y voy a seguir persiguiendo mi zanahoria atiborrada de intensidad, con la versión más infantil de que soy capaz, y en los intentos más profundos de conocerme y revelarme como adulta. Seguiré apelando a mi creatividad, en el dolor y en la euforia. Tendré lo que pueda, sabré lo que alcance a entender y seré, en lo posible, la mejor versión de mí misma que esté en mis manos poder revelar. Con todo y TOC, con todo y zanahoria, con todo y dolor, con todo y esperanza, con todo mi amor.

FIN

Anexo 1. Fotografías

Collage 1: Compulsiones de chequeo. *Fotografías repetitivas de la puerta (y el picaporte en posición de traba), para "asegurarme" de que hubiera estado cerrada mientras dormía.*

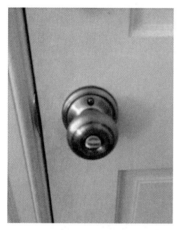
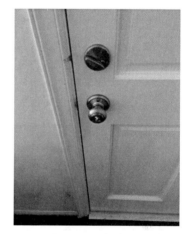
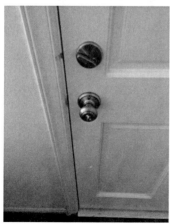
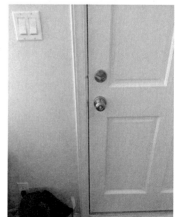

Collage 2: Compulsiones de reaseguro en relación con intrusiones de contaminación. *Fotografías de objetos temidos, tomadas para poder luego investigar su "materia" o procedencia o para asegurarme no haberlos tocado.*

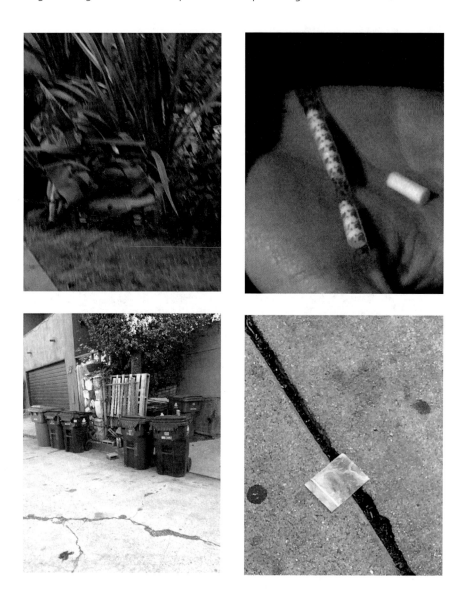

Collage 3: Imágenes del dolor. *Fotografías del deterioro, la angustia y el terror provocados por el TOC. También describen el desvalimiento, la lucha interna y la frustración por no poder domeñar la irracionalidad de los síntomas.*

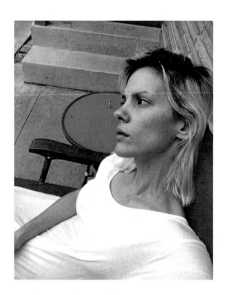
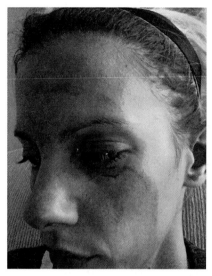
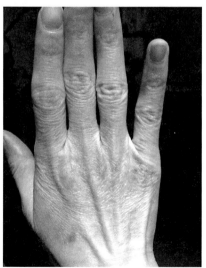
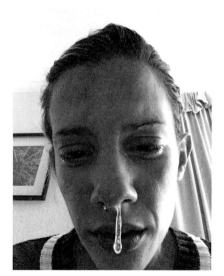

Collage 4: Imágenes de exposiciones (EPR). *Fotografías que recorren las conquistas de objetos o situaciones temidas.*

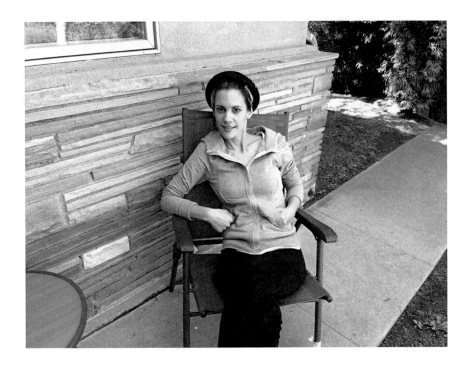

Esta imagen fue tomada por Kevin, mi terapeuta del OCD Center of LA, luego de que, a través de la EPR, hubiera logrado usar el sombrero y sentarme en la silla. Ambos objetos estaban "contaminados" a criterio del TOC.

Esta imagen se corresponde con una exposición exitosa que consistió en que tome contacto con el asiento público que se encuentra en el paseo "Americana at Brand" en el que yo me rehusaba a sentarme por temores de contaminación. Aquí se me puede ver sentada y sosteniendo la tarea de continuar en contacto con el objeto, hasta tanto se reduzca la ansiedad.

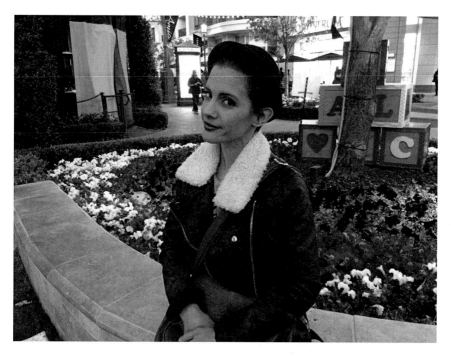

Durante una sesión grupal de terapia, se me pidió que me sentara en el piso. Llevé adelante la exposición con angustia y lágrimas por temor a perder mis calzas tan amadas, luego de su contacto con el suelo. Temía que dicho contacto disparara la compulsión de querer deshacerme de ellas. Esta fotografía fue tomada a pedido de mi compañera de grupo Rebecca, quien me estimuló a realizar la exposición de volver a usarlas y enviarle la evidencia.

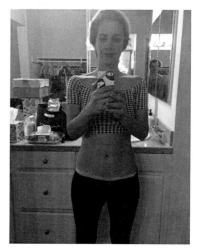

Collage 5: La conquista del bienestar. *Fotografías de escenas compartidas en las que es posible verme disfrutando actividades más asociadas con mis deseos y mis inquietudes sociales y creativas.*

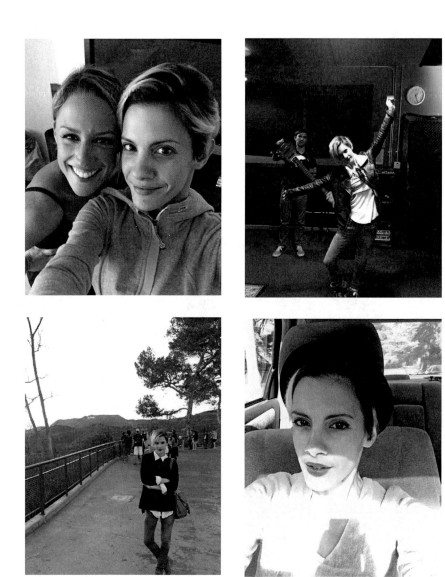

Collage 6: Concientizando acerca del TOC. *Fotografías que narran parte de la maravillosa e importante experiencia de haberme convertido en concientizadora sobre el TOC*

Keynote speaker en la 21th OCD Conference de la IOCDF, en L.A.

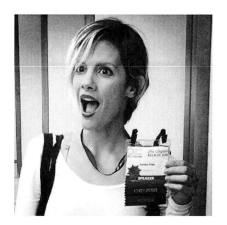 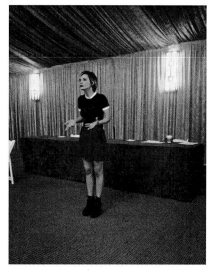

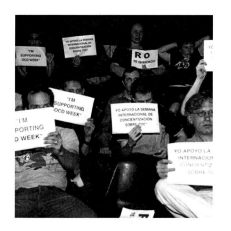 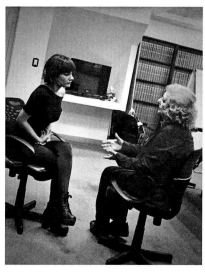

Anexo 2. Artículos publicados

1. Artículo publicado en el suplemento *EntreMujeres* del diario *Clarín*, Argentina, 6 de noviembre de 2012.

La trampa de la terrible niña estrella: el TOC, en primera persona

A corazón abierto, Romina Vitale, 34 años, cantante, ganadora de varios premios, repasa cómo un mal de época, el trastorno obsesivo-compulsivo, se apoderó de su ser hasta aplastar el más mínimo deseo y encerrarla. Y recorre las batallas cotidianas que libró para "amordazar el pánico", aprender a tolerar incertidumbres y, de a poco, volver a abrazar la vida y sus bemoles. Aquí, su testimonio, sus ganas de ayudar a quienes transiten dolores parecidos y encuentren alivio y sostén en sus palabras.

Una niña estrella. Eso soy. Eso fui. Una niña que se enciende y se apaga. Y deslumbra. Así me bautizó la historia cuando tenía solo cuatro años y me subieron a un escenario en Paraguay, lleno de músicos adultos y sonidos rimbombantes. Entonces canté y bailé, y dormí pequeñas siestas entre un boliche y otro, para ser sacudida y nuevamente puesta de pie, para seguir cantando y bailando. La niña estrella, con su pelo largo y su pollerita tableada. "¡Pero si a vos te encantaba el escenario! Siempre fuiste muy histriónica".

Los autógrafos, la televisión y la radio, los regalos y los deseos ajenos de hacerme perfecta nutrieron mi boca abierta y voraz de instrucciones y entonces fui esa nena narcisista, caprichosa y desenfadada, exigida y sobreestimulada, indiferenciada y excitada, que ya casi no recuerdo.

Mi nombre es Ro Vitale, soy música. Edité dos discos, uno en el 2002 y otro en el 2008. Con orgullo y emoción, en 2009 recibí el Premio Gardel y el Premio Clarín por mi segundo disco, Étnica. Soy cantante, compositora, arregladora y productora. Nunca pude vivir de mi profesión. Todavía la llamo a mamá para que me lleve a comer porque muchas veces no tengo plata para comprarme la comida, o porque simplemente no puedo cocinar.

La gente cree que soy una mujer muy potente. Potente y sexy. También cree que soy hermosa y brillante. Yo no miento, aun así, la gente cree.

Hace poco más de tres años, una serie de ataques hipocondríacos y algunos episodios similares a ataques de pánico me tuvieron tirada en la cama por casi tres meses. En medio del pánico, la angustia y cierta sensación de desesperanza, me enteré de que había ganado el Premio Gardel. Un tiempo después, me fui del festejo de la ceremonia por los Premios Clarín, con mi estatuilla bajo el brazo, porque una preocupación hipocondríaca cuasi deliroide me expulsó del teatro y me depositó en la cama de mamá, para terminar comiendo una pizza y viendo la transmisión por tevé. Tenía puesto un vestido nuevo y un peinado hermoso, que apenas pude disfrutar. Pero si vieran la entrevista que me hicieron luego de recibir el premio, probablemente creerían lo que cree la gente. Yo no miento, aun así, ustedes creerían.

Luego de aquellos nefastos tres meses, decidí empezar una psicoterapia. La hipocondría cedió pero, a cambio, se exacerbaron una serie de síntomas que después supe que formaban parte del trastorno obsesivo-compulsivo, que ya había dados sus primeros signos tiempo atrás. Casi sin darme cuenta, mientras mi terapeuta y yo intentábamos darle cuerpo a la mujer adulta en la que me debía convertir, un monstruoso volquete de síntomas psicoemocionales se derramaba dentro de mi mente sin dar tregua. Justo ahí donde buscaba desesperadamente encontrar los hilos para construir mi propia identidad y limpiar de bruma el espejo, la locura arrasó con casi todo.

No sé cómo pasó, ni cuándo. No sé si sucedió en términos de un proceso paulatino, no sé si quedé capturada por la dificultad de lidiar con las cuestiones propias de crecer y aprenderme, o si se trata simplemente de un desajuste químico en el cerebro que vio en mi vulnerabilidad emocional una oportunidad para activarse. Solo sé que mi modo de ver el mundo se transformó y entonces los lugares y la gente, los olores y las voces, los objetos y hasta lo más amado, casi todo se convirtió en amenaza.

El terror gobernaba mi vigilia y mi sueño, la calle estaba atestada de riesgos letales y la gente era sinónimo de los peligros más espeluznantes. Dejé de abrazar, de besar, de tocar. Dejé de mirar, de reír, de cobijar y ser cobijada. Abandoné los cafés con amigos, las caminatas y los viajes. Escondida en mi guarida, no podía abrir las ventanas por miedo a que alguien entrara. Deseaba tanto dejar que el sol me roce la cara, pero no podía levantar la vista y abrir la boca para sonreír, por miedo a que alguien desde algún edificio me arrojara un objeto o un líquido contaminante.

Prácticamente dejé de leer y escribir, porque las intrusiones mentales y los rituales obsesivos me impedían la lectura o evitaban que dibuje unas palabras tras otras y a cambio me indicaban: "¡No! Esa frase es mala, cambiala por otra, volvé a escribir, releé, cambiá la birome, usá otra hoja, repetí, borrá, poné, sacá, dejá, salí..." porque si no lo hacía, podían pasar cosas terribles en el futuro. A tal punto que mi escritura se volvía mediocre y rara. Y el agotamiento era devastador.

Una pequeña red de sostén, conformada por gente muy selecta, me ayudaba a seguir haciendo mínimas cosas en lo cotidiano. Así, me llevaban a trabajar, limpiaban con desinfectante las sillas en las que, de otro modo, no me habría querido sentar, me proveían de las curitas, frascos de alcohol en gel y aerosoles antibacteriales que yo demandaba desesperadamente y colaboraban para ocultar, lo mejor posible, ante mis alumnos y la gente en general, la espectacularidad de este trastorno tan complejo y doloroso. Con ellos como aliados (y a veces cómplices) hice la mímica de una persona normal, amordazando el pánico una y mil veces.

Las noches se habían viciado de pensamientos obsesivos. Estas intrusiones, involuntarias, se repetían compulsivamente en mi mente hasta desbordarme. Lloraba retorcida de impotencia en la cama, asediada por una incalculable lista de pensamientos, las más de las veces de contenido trágico, catastrófico, e inadmisible para mi sistema de valores. La culpa y el miedo se llevaban puesta mi frágil emocionalidad, y terminaba exhausta, deshecha, agotada de repetir acciones en el intento de desmantelar el poder que yo delirantemente le confería a estos pensamientos.

Y entonces, a veces, también dejé de dormir. La cama podía volverse un lugar muy sucio y yo, luchando entre el sentido común y la locura, quedar inmóvil, desnuda y llorando, parada en mi habitación hasta que el sol saliera. Todavía hoy, a veces mi cuarto se vuelve un campo minado de objetos tirados que no pueden contactar entre sí. Camino en puntas de pie para no tocarlos, voy y vengo del lavabo, en el que me froto las manos con jabón antibacterial, a la mesita de luz para echarme chorros de alcohol en los pies y las manos, llenando luego la ropa de algún otro producto para quizás acabar desvistiéndome de nuevo porque alguna prenda entró accidentalmente en contacto con alguna otra que estaba "contaminada".

El TOC se apoderó de mi cuerpo y aplastó mis deseos. La palabra bienestar fue a parar al prólogo de una fábula ilegible, y entonces también dejé de comer. La fantasía de peligro se extendió a mi casa y mis objetos. La cocina encerraba misteriosas amenazas supersticiosas, y además estaba muy sucia. Los pocos intentos de cocinar se veían frustrados: luego de llenar y vaciar una olla con agua múltiples veces, la hornalla me asustaba, el vaso no era bueno, la cuchara se asociaba a algún pensamiento feo y, por supuesto, lo único que podía hacer era discontinuar el intento de comer y buscar un poco de tranquilidad quedándome quieta.

Alguna gente muy querida no lo entendió. Pensaban que se trataba de una exacerbación circunstancial de mis "caprichos" y de aquella vieja costumbre de querer llamar la atención y recibirla.

Yo creo que fue el despliegue más espectacular de la terrible niña estrella, o de sus dos elementos en ebullición: la niña, vulnerable y desprovista de recursos, dificultada de confiar en su propio registro y la estrella, como aquello que nunca se alcanza porque queda inconmensurablemente lejos, porque vive en el intento de satisfacer los deseos ambiguos de otros, porque existe en tanto es solo frustración. Es no haber podido con tanto y con tan poco, es no saber qué hacer con la belleza de lo ordinario, es no saber cómo hacer para ser simplemente quien soy. Es haber quedado capturada en el territorio de la demanda, de la indiscriminación y la dificultad para confiar en mi propio termostato.

Paradójicamente, el único remanso a través del cual me pude procurar la vitalidad necesaria para continuar integrada y entusiasmada con la posibilidad de estar mejor fue la música. Nunca me sentí más apropiada de mi vocación como en ese tiempo de reclusión. Compuse canciones nuevas, me nutrí de nuevos sonidos, me asocié con mi creatividad y me abracé al marco de ese espejo que me devolvió los rasgos casi exactos de mi cara: algo de mi identidad asomaba y en el reconocimiento de su forma encontré la voluntad para no sucumbir ante la angustia y la ansiedad.

Hace casi 10 meses comencé un tratamiento cognitivo-conductual con el Lic. Fernando García, miembro de la Fundación Aiglé (especialista en este tipo de trastornos). Recuerdo llegar a las primeras sesiones con la ropa mojada, temblando de frío, desconfiando de las sillas y la gente y –por supuesto– acompañada de mi papá.

A través de una serie de técnicas, Fernando me ayudó a comprender que las intrusiones son involuntarias y que las compulsiones se pueden moderar y limitar muchísimo. Aprendí, a través de ejercicios de exposición, a desestimar poco a poco los pensamientos obsesivos y a calmar las emociones que me compelían a repetir rituales obsesivos hasta el agotamiento. Recuperé confianza en mi criterio y mi registro, volví a poner mis piecitos en esa tierra de nadie llamada calle; despacito volví a abrazar, volví a sonreír y entendí (con mucha dificultad) que para estar vivo hace falta amigarse con la certeza de la incertidumbre. Aún me acompañan algunos miedos y los mecanismos del TOC siguen allí, más pequeños y menos incapacitantes. Quizás siempre me acompañen en alguna medida. Igual que la niña estrella.

Aún me siento como un bebé que aprende a caminar. Casi todo es sorpresa y novedad, ponerme a prueba y emocionarme ante la maravillosa experiencia de sentir la dinámica imperfección de ser humana.

Todavía uso un vaso descartable de telgopor para tomar mi café, tengo mi botellita de alcohol en gel a mano y me preocupo en exceso por cosas sin importancia. Pero ahora la botellita de alcohol en gel me acompaña al bar en el que me encuentro con amigos, charlo con gente y hasta –de cuando en cuando– disfruto de un café con leche en soledad. Porque el mundo asusta, pero también puede ser hermoso.

El TOC es un trastorno que afecta a muchísimas personas en el mundo. Mucha gente ni siquiera ha sido diagnosticada. Los síntomas, a veces, son confundidos con "actitudes caprichosas", "manías", "comportamientos graciosos", y quienes lo padecen son erróneamente tildados de "manipuladores", "raros", "excéntricos" e "irracionales".

La desinformación no ha hecho otra cosa que desestimar el nivel de padecimiento que acarrea esta enfermedad, responsabilizando a los pacientes de sus intrusiones, como si formaran parte de su personalidad.

El TOC arrasa con la voluntad y el deseo, reduciendo al mínimo la expresión vital de nuestra emocionalidad; se lleva puesta la capacidad de compartir y de crecer, restringe y recorta, inmoviliza y amordaza y en la repetición desespera. En su despliegue, el pánico repliega y recluye y las intrusiones carcomen el bienestar instalando el desasosiego como única opción. Pero se puede mejorar. Existen profesionales especialistas que, como Fernando, conocen las técnicas psicoterapéuticas adecuadas para ayudarnos.

Es posible combatir el TOC y mejorar nuestra calidad de vida. Yo lo transité y recuperé la confianza y la alegría de saberme en potestad de mis recursos más hermosos.

Y todas esas canciones que se escribieron en la más sofocante de mis soledades hoy salen brillantes de mi casa y de mi boca, se vienen conmigo al escenario de la vida real y con ellas me abrazo a mi público, piso el escenario, siento el roce de la piel de los músicos con los que las comparto, toco, miro, juego, transpiro, huelo, siento.

No es sin miedo, no. Pero claro que vale la pena. El mundo da miedo porque implica tomar decisiones, eso lo sabemos todos. Pero vaya que vale la pena.

Sí, ya sé. Todavía tipeo y borro algunas cosas mientras escribo este artículo. Lo fascinante es que hoy, a diferencia de ayer, lo puedo escribir. Y compartir con todos ustedes. Soltarlo y ver qué sigue, ya en manos de otros.

2. Artículo publicado en el suplemento *EntreMujeres* del diario *Clarín*, Argentina, 17 de septiembre de 2013.

TRAS LAS REJAS DEL TOC:
NUESTRA QUERIDA ROMINA VA POR MÁS

Hace poco menos de un año, a corazón abierto, Romina Vitale compartió con Entremujeres **su dura pelea contra el trastorno obsesivo-compulsivo.** *Decenas de miles de personas leyeron su historia y, redes mediante, la repartieron por el mundo. Hoy nos vuelve a escribir. Estuvo mejor, recayó y volvió a salir: por estos días está en Los Ángeles, con su música, con sus miedos y con unas tremendas ganas de ganar la batalla. ¡Vamos que podés!*

Llegamos tarde al aeropuerto. Un torbellino de emociones me golpeaba la piel debajo de la ropa aún mojada y con olor a desinfectante. El borde de la bañera de mi casa en Colegiales ya estaba algo lejos de mis piernas y cerraba sus puertas como oficina y refugio, al menos por un tiempo. De cuando en cuando miraba hacia atrás para chequear el asfalto y hacer el ritual de preguntarle a Bocha, mi mejor amigo, si no había pisado algo sin darme cuenta. Los pasos de una nena que intenta aprender a caminar, porque lo ha olvidado todo y porque necesita volver a confiar en la contundencia de su andar y en la coherencia de su "hacia dónde". No nos dejaron abordar. El mundo se desarmaba, pero ni mi llanto incontrolable ni el papelito que Fernando, mi terapeuta, había escrito informando de mi caso severo de TOC alcanzaron para convencer a la gente de la aerolínea de que nos deje pasar.

Así arrancó todo. La potencia del deseo de viajar, la necesidad de atravesar las duras paredes de mi confinamiento y el apoyo incondicional del Bocha sí fueron suficientes para decidir quedarnos, a como diera lugar, para conseguir otro vuelo. Temía que si volvía a casa ya no iba a poder salir. Me aterraba la idea de ser nuevamente succionada por la estructura apretada de mis propios síntomas, y que el impulso tibio de mi voluntad de abrir la puerta se agotara en este intento.

Nos quedamos en un hotel cerca del aeropuerto y con la ayuda de nuestro entorno logramos tomar un vuelo al día siguiente. Algo en mí buscaba libertad: una que había construido en teoría sobre la base de la esperanza.

Necesitaba que mis manos fueran capaces de algo más que frotarse con jabón o alcohol compulsivamente.

Necesitaba unas manos disponibles y un cuerpo presente. La puja interna era permanente. No había lugar para treguas. Pero no podía defraudarlos, a ellos: a mis fans, a mis amigos y familia, a todos a quienes les revelé la intensidad y honestidad de mi sueño de viajar y traer mi música a Estados Unidos.

Además, las opciones se estaban reduciendo: frente a una franca recaída, Fernando incluso evaluó la posibilidad de internarme. Tenía que apretar la voluntad e intentar desestimar los pensamientos intrusivos con toda la fuerza de mi deseo y de quienes confían en que, aunque a veces me cueste verlo, no soy solo una enorme bolsa de TOC.

Los Ángeles nos recibió hermosa y tan respirable como un perfume recién abierto. Tardé un rato en abrazarla pero, en cuanto lo hice, ya no pude ni quise soltarla. Lo nuevo asusta. Cuando el funcionamiento cíclico de los rituales del TOC se ve sacudido por el cambio, es difícil acomodarse. De hecho, una de mis más recurrentes intrusiones consiste en la idea angustiante de que algo ha cambiado; me siento rara, imagino que ya no soy la misma y que las cosas no son como hace instantes. A mi mente le cuesta pensarme en movimiento y me compele a detener la marcha para evitar sacudones en lo que ella considera territorio seguro. Sin embargo, solo en acción comienzo a recuperar confianza.

En la tolerancia al desajuste aprendo a llevar mi identidad conmigo a todas partes, experimentando con mis recursos emocionales para reajustarme y darme cuenta de que sigo siendo yo, solo que un poco más conectada.

El TOC no entiende aquello de que "mi casa es donde estoy yo". Pero si no lo entiende el TOC, entonces será mi sentido común el que lo empiece a considerar. Me cuesta confiar en mi registro, mi criterio y mi identidad. Soltar, aflojar el extremo control de lo propio y lo ajeno y elastizarse parecen tareas titánicas. Pero necesitaba desesperadamente tragar un aire sin el vicio de mis propias letras atormentadas. Y así lo hice.

De repente mis ojos se fueron poblando de nuevos brillos y, aunque temerosos, se lanzaron a la aventura de reconocer las pinturas espectaculares de este nuevo espacio que me invitaba a imprimir mi propia tinta. Estoy aquí, de pie, habitando otros escenarios, dejando que lo nuevo para otros sea novel también para mí.

Me caigo una y otra vez, pero me levanto con alegría porque tengo una tarea que cumplir: la de procurarme un nuevo espejo que le dé lugar a mis elecciones en el mundo real. Ese mundo al que me le atrevo despacito y con reservas. Esa atmósfera tan natural para los demás, pero inasequible y amenazante para mí. De a poquito, con mi sueño anclado en la nariz, con el ejercicio de la salud en acción.

Quizás ya se haya acabado mi chance de convertirme en una popstar. Tal vez nunca se trató de eso, aunque haya sido (y en un punto siga siendo) el único texto admitido. Quizás el sueño sea levantar la vista y sonreírle al vuelo histérico de un picaflor (como acabo de hacer sentada en el jardín de casa) o reírme a carcajadas con mis nuevos amigos, o hacerle la comida a Bocha sin fracasar asediada por intrusiones de contaminación, o entrar en pánico y luego domeñarlo con mis propios recursos, o cantar mis canciones en bonitos escenarios nuevos, o entusiasmarme frente a mi inminente show en House of Blues y reconocerme en esas pequeñas conquistas, intentando entenderlas como propias.

Es posible estar mejor. Entiendo que algo de mi confusión tiene pase VIP a los recovecos de todas mis escenas, pero en tanto sea posible enfocar la vista interna en un sueño genuino, será posible darle batalla.

Esa que ven quienes se ríen de mis chistes, disfrutan de mi compañía o festejan mientras me estiro la ropa cantando en un show también soy yo. Es hora de darle la bienvenida, hacerle un lugar en la mesa y nutrirla para que crezca sana y fuerte.

3. Artículo publicado en la revista *Newsweek en Español*. Ro Vitale fue tapa de dicha revista, en la semana de publicación de su artículo. Fecha: 25 de octubre de 2014

EL TOC EN PRIMERA PERSONA: DEL TERROR A LA ESPERANZA

El trastorno obsesivo-compulsivo no se comprende cuando no se le padece. No hay modo de cambiar ese mundo tan particular si no es habitándolo desde la inevitabilidad de la patología.

ME CONFUNDO, me pierdo, me asusto de casi todo. La tensión en mi cuerpo pretende protegerme como si deseara que la piel se juntara con los músculos, los huesos y la sangre hacia dentro. Y entonces, quizás, tener la dicha de convertirme en un minúsculo punto de materia imperceptible. La fantasía de peligro no cesa en mi mente. Junto, a veces, los dedos de ambas manos para asegurarme de que nada toque mi piel. Que nada toque mi piel. Mi piel: tan vulnerable y emocionalmente quebradiza. Miro el mundo con un extraño par de lentes que no elegí, no compré y no busqué lucir. Tras estas gafas, la arquitectura de cada espacio y cada escena se comprime en laberínticos pasadizos; una muy diferente y particular visión del diseño de cada entorno y escenario condiciona mi andar, mi sentir y mi vivir en lo cotidiano. Tengo miedo. Un batallón insaciable de pensamientos irracionales trota en mi mente, activando alarmas sin cesar. Lo trágico es siempre inminente y parece provenir de las cosas más inocuas e insignificantes. Por lo tanto, mi tiempo y mi energía se dividen entre evitar –por un lado– e intentar controlar –por el otro–: las dos grandes tareas que el trastorno obsesivo-compulsivo (TOC) que padezco me ha asignado desde hace tiempo.

El TOC es un trastorno compuesto por pensamientos intrusivos, irracionales e involuntarios (llamados obsesiones), y acciones o pensamientos que el paciente realiza en su intento por neutralizar o controlar estos pensamientos (llamadas compulsiones). Obsesiones y compulsiones se dinamizan incansablemente como en un torturante círculo vicioso. Los pensamientos obsesivos generan angustia, miedo y ansiedad. Es esta ansiedad que invade mi emocionalidad la que exige su rápida extinción a través de las compulsiones. Desafortunadamente, ninguna compulsión consigue neutralizar verdaderamente el dolor psíquico. Al contrario, cuanto más respondo compulsivamente, más alimento al monstruo obsesivo, más entidad le adjudico a estos pensamientos irracionales, más duele, más inhabilita, más se frustra mi voluntad.

Los pensamientos intrusivos pueden ser de varios tipos: de contaminación, de superstición, de duda, de escrupulosidad, de simetría, de contenido sexual... Incluso hay subtipos de TOC como el vincular (que afecta de un modo particular la interpretación sobre los vínculos afectivos) que ha adquirido bastante popularidad en estos tiempos. Estas obsesiones están validadas y organizadas por ciertas distorsiones cognitivas que, en lugar de desestimarlas, les otorgan valor de verdad, impulsando el circuito patológico.

TODO ES UNA AMENAZA

El TOC no se comprende cuando no se le padece. No hay modo de caminar ese mundo tan particular si no es habitándolo desde la inevitabilidad de la patología. Si bien a partir de mi diagnóstico (tardío) descubrí, en retrospectiva, que varios síntomas de este trastorno me acompañaron a lo largo de la vida (desde la infancia), fue hace unos cuatro años que experimenté la severidad de mi cuadro con toda contundencia. Como si en mi mente se hubiera delimitado una grieta, una cisura honda que divide dos espacios cognitivos; el sentido común y la más desopilante irracionalidad interpretativa comenzaron una pelea sangrienta que pasó de disputarse en un pequeño cuadrilátero, a desplegarse progresivamente en casi todos los escenarios que habito cotidianamente.

La calle, la gente, los objetos de uso diario, las bocas, los suelos y los techos, la lluvia, la cama y hasta la comida se volvieron amenazantes. Y estoy siendo crudamente literal en la enumeración. Un nuevo (pero no tan desconocido) modo de mirar desarmó violentamente mi rutina, cercenó mis sueños, interrumpió cualquier vestigio de bienestar e inició un proceso que se podría definir poéticamente como el marchitar silencioso de mi vitalidad emocional. Nadie comprendía muy bien qué me estaba sucediendo. Ni siquiera yo misma. Simplemente, y comandada por el terror, dejé de salir, de besar, de trabajar, de abrazar, de procurarme alimento y a veces incluso también dejé de dormir. Mi propia cama resultaba –a los ojos del TOC– contaminada y peligrosa.

En una de mis recaídas severas, fui diagnosticada con desnutrición. Comer se hacía difícil. Acercaba el alimento a mi boca, pero pensamientos supersticiosos aturdían mi sentido común y amenazaban con que la comida era mala y debía evitar consumirla. Otras veces, los temores de contaminación tomaban el mando y entonces evitaba incorporar a mi sistema todo aquello que a la sin-lógica del trastorno le resultara sospechosamente insano. Recuerdo experimentar una muy particular sensación de angustia y frustración cada vez que la sed me invadía de madrugada, y el TOC me impedía alcanzar con la voluntad las botellas de líquido que, de hecho, tenía en la casa. Miraba esos jugos que deseaba profundamente, pero sucumbía ante los terrores, aun con la boca seca.

Sin final en el horizonte

Las cuestiones más vitales y sencillas se volvieron tareas titánicas, carreras de obstáculos, y desde mi distorsionado punto de vista, no era visible el horizonte o punto de llegada. Caminar una cuadra podía convertirse en una verdadera tortura motriz: urgida a realizar compulsiones supersticiosas, frenaba en seco para volver mis pasos hacia atrás, una y otra vez, en un circuito agotador y desesperante, porque el TOC indicaba que si no lo hacía, algo terrible podía pasar. También mirar el piso era menester. Las preguntas se reiteraban espeluznantes en mi mente: ¿y qué tal si hay jeringas, metales pesados, sangre o elementos contaminantes varios y atraviesan mis pies? ¿Y qué si por no prestar atención piso y lastimo a algún animal con mis zapatos? Mirar el suelo obsesivamente también formaba parte de la agotadora secuencia de compulsiones que hacía que caminar 100metros de corrido fuera mucho más que 100 metros y estuviera muy lejos de la idea de "de corrido".

Cuando un pensamiento intrusivo asalta la conciencia, muchas veces la respuesta muscular es de tensión. La motricidad se repliega de repente, violenta y desgarrada. Si tan solo pudiera poner en palabras esa sensación. Es casi como interrumpir la naturalidad de una inhalación, de un bostezo o un estornudo, justo en el punto exacto en que es inevitable. O también como estar por saltar desde un trampolín hacia el aire, y luego el agua, y arrepentirse incuestionablemente en el momento preciso en el que los talones abandonan la tabla y el cuerpo entero se sumió en el gesto que alberga el impulso de volar. Semejante decisión exige un inmenso nivel de tensión muscular para contrarrestar la estabilidad ineludible del impulso hacia adelante. Tamaño arrepentimiento solo puede volverse acción cuando el terror le gana incluso a la inercia y a la anatomía. Vivir así, vivir con TOC. Resignificar el mundo con unas reglas casi deliroides, rígidas y agobiantemente repetitivas y ser uno mismo el conejillo de indias en los intentos, siempre fallidos, de probar su improbable verosimilitud.

Como habrá quedado claro a estas alturas del relato, el TOC no es simplemente lavarse las manos con más frecuencia, o disgustarse si los manteles individuales no están correctamente alineados con las vetas de la madera de una mesa, o dudar ya en el taxi si se ha dejado abierto el gas. Todos tenemos pensamientos intrusivos en menor o mayor medida. Mucha gente, incluso, comparte pequeñas manías cotidianas. Nada de aquello constituye el verdadero trastorno. Y esta confusión consensuada es una de las grandes responsables del estigma con el que convivimos a diario y que deviene en más y más casos ocultos por la vergüenza o el temor de ser incomprendidos. EL TOC no es un juego. Y aunque la desafortunada combinación de la falta de información y la naturaleza extravagante de ciertos síntomas propicie el terreno más fértil para la ridiculización y banalización de un tema tan serio, la cruda realidad es que el TOC está considerado una de las 10 patologías más incapacitantes del mundo; el TOC tiene una T de trastorno y puede convertir la vida de quien lo padece en una verdadera tortura emocional. No se tiene una pizca de TOC, no es correcto hablar de TOC porque me gusta que las toallas tengan la etiqueta a la vista cuando se apilan en el ropero. No es una moda. No es *cool*. Abonar a esta mala interpretación del trastorno no hace más que colaborar con un triste escenario en el que las personas afectadas prefieren ocultarse para no ser juzgadas o ridiculizadas; para no perder sus trabajos o sus afectos; para no ser responsabilizadas por sus síntomas. El TOC no es una sumatoria de características de la personalidad. Es un trastorno presuntamente genético, que además involucra un desajuste químico. Los pensamientos intrusivos son, justamente, involuntarios, y no corresponden con el sistema de valores o los deseos de quien los experimenta. Así como un asmático es una persona que sufre de asma y difícilmente asociaríamos sus síntomas a su personalidad, un paciente con TOC es un sujeto que sufre de trastorno obsesivo compulsivo, y no un raro, un excéntrico o un caprichoso, puesto que los síntomas no lo definen, y el trastorno no se corresponde con su identidad.

TEMORES IRRACIONALES

Imaginen despertar una mañana y descubrir que la mayor parte de aquellas tareas casi automáticas como lavarse los dientes, ponerse los zapatos o comprar en el supermercado se ven obstaculizadas por incesantes temores irracionales. Imaginen que lo más simple se vuelve titánico y agotador hasta la desesperación.

Una vez más, estoy siendo dolorosamente literal. Hubo un tiempo, no muy lejano, en que no podía atarme los zapatos por temor a contaminarme; bañarme requería (y aún hoy requiere) de una serie de rituales estresantes que se expresaban como respuesta a mis intrusiones de contaminación y también a las de superstición: si las manos tocan la canilla, luego debo lavármelas para tocar mi piel. El habitáculo que constituye la ducha es pequeño y está lleno de peligros. Las intrusiones de duda dominan mi desempeño: ¿y qué tal si mi piel tocó la pared del baño y me contaminé? ¿Y qué tal si mis manos tocaron la "sucia" canilla? Debo lavármelas antes de continuar tocando mi cuerpo. Debo volver a enjabonarme por las dudas. Y cuanto más dejo que me venza la moción compulsiva, más la repito y mayor entidad le otorgo al pensamiento irracional que la inauguró. La duda asalta mi mente frente a los objetos y situaciones temidos. Por supuesto, estas dudas son infundadas, y en general cuando dudo, lo que dudo no sucedió. Pero el TOC cuenta con una estrategia llamada *fusión pensamiento-acción* que activa la premisa errónea de que "lo que estoy pensando puede estar ocurriendo", por el solo hecho de haber sido pensado. La combinación de miedos y dudas irracionales convierte al TOC en una pesadilla impiadosa. Y quizás, además, me veo compelida a aplicar champú en mi pelo una, dos, tres, cinco o más veces, porque de lo contrario "algo malo" podría suceder.

Elegir objetos iguales puede ser otro gran capítulo. Una visita al supermercado, que sin TOC es un simple trámite, puede resultar en horas de repetición de una consigna: ¿cuál es el objeto bueno? Estas escenas públicas nos exponen, además, a la mirada atónita del otro. Avergonzada y exhausta, he fracasado tantas veces en mis intentos de procurarme cierta autonomía, que ya he perdido la cuenta. Algo tan simple como ir al supermercado, bañarse, atarse los zapatos...

Las vías que, de otro modo, son pasillos prácticos hacia un fin deseado, en mi condición, se estructuran como túneles apretados y atestados de peligros. El hacia allí es tantas veces hacia atrás, hacia adelante, hacia atrás, uno, dos, tres, cuatro, cinco, hacia adelante. El bienestar es la cabeza de un larguísimo elástico que jamás junta sus puntas. Lo cercano (incluso hasta lo visible) queda, a veces, tanto o más lejos que lo verdaderamente inasequible.

El trato de la familia

Las personas que nos aman poco saben qué hacer frente a nuestro dolor. El aspecto extravagante de algunas de nuestras conductas y las consecuencias antiprácticas de los síntomas exigen un reajuste violento de los tiempos y espacios del otro.

"¿Dónde está Ro?", lloraba mi madre hace un tiempo, mirándome desesperada. Quizás deseaba en lo más profundo de sí misma que algo de mis ojos le devolviera a esa hija que no era esta, y que le había sido arrebatada por aquel extraño monstruo obsesivo-compulsivo. Es muy difícil (pero no imposible) aprender a acompañar a un ser amado que sufre de TOC. Una de las grandes razones que, estimo, contribuye a esta dificultad, es que el trastorno incluye (por definición) que quien lo padece sepa con mucha lucidez que todos sus pensamientos intrusivos son ridículos e irracionales. Sabemos que no tiene sentido y esto es parte constitutiva de la definición del TOC. De todos modos este saber no suele alcanzar para desmentir el impacto de la ansiedad o el terror frente a la irrupción de los temores irracionales. Pero sí es más que suficiente para inaugurar sentimientos de vergüenza, culpa, frustración e impotencia en quienes los padecemos. El sentido común se da de bruces con las pequeñas historias que cuenta el TOC, por lo tanto, solemos cuestionar el trastorno y nuestra actitud de sumisión frente a sus demandas, durante esos pequeños respiros que nos da cuando no nos está quebrando la muñeca. "Si lo entiendes, ¿por qué la terminas con esa estupidez?", pensarán quienes nos quieren. Y cuando no toleran vernos doler con la intensidad con que a veces lo hacemos, suelen propiciar y repetir las compulsiones que estiman nos aliviarán, espejando la demanda del TOC que versa: "Hazlo, dilo, evítalo, repítelo, corrígelo... o algo malo puede pasar".

Hace pocos meses regresé de la ciudad de Los Ángeles, Estados Unidos, en donde llevé a cabo un tratamiento intensivo para mi condición. Poco antes de esta decisión, tanto mi familia como mis amigos, mi terapeuta en Argentina y por supuesto yo misma estábamos al borde del colapso. Una recaída feroz de mi ya severo cuadro mostraba una intensificada e imparable batería de síntomas, a esa altura casi refractaria a la terapia. Había que tomar cartas fuertes en el asunto, y así fue como elegimos al OCD Center of Los Ángeles como la institución por medio de la cual me sumergiría en un potente tratamiento. De repente me encontré sola a miles de kilómetros de mi hogar. Y el último recuerdo de mí misma consistía en esa mujer-niña que no podía procurarse alimento o bebida, que permanecía horas sentada frente a una computadora sin poder tocar casi nada, que lavaba compulsivamente la ropa una y otra vez para usarla empapada sobre su cuerpo asustado y flaco, y a quien sus padres debían arrastrar hacia bares y restaurantes con el desesperante objetivo de que simplemente comiera. El instinto de supervivencia hizo lo suyo, como suele suceder, justo en el borde del abismo, cuando la apuesta era taxativa y definitoria. Sin embargo (mientras mis padres esperaban la señal para ir a buscarme y llevarme de vuelta a casa), resultaba difícil imaginar cualquier actitud de autonomía que pudiera preservarme. Pero aun con mis recursos silenciados y amordazados, rasgué las paredes de mi disfuncionalidad, estiré como pude los dedos y emprendí el camino

sinuoso de reaprender a beber, comer, dormir, vestirme y acomodarme un poco menos aterrorizada en el mundo.

TERAPIA Y TRATAMIENTO

La terapia adecuada para el tratamiento del TOC es la terapia
cognitivo-conductual, y la técnica específica se llama Exposición
y Prevención de Respuesta. Desde el área cognitiva se procura
desmantelar progresivamente la contundencia de las distorsiones
interpretativas que estructuran y organizan el círculo vicioso de
obsesiones y compulsiones. El abordaje conductual consiste en
acercar al paciente a sus objetos, pensamientos y escenas temidas, para que se exponga a ellos repetidamente, en un contexto de
contención y confianza, y alentarlo a no realizar las compulsiones
asociadas. La experiencia es difícil, incómoda y requiere de altos
niveles de voluntad, pero funciona: poco a poco, y con el sentido
común como aliado indiscutible, se reduce la ansiedad y se recu-
pera potestad sobre los objetos, los espacios y los escenarios. Es
conmovedor verme abrazar suave y gradualmente el bienestar, ganar centímetros y aflojar un poquito los hombros para estirar los
brazos y ensanchar la sonrisa. El tratamiento intensivo de TCC cambió mi vida. Construí, con ayuda de mi terapeuta, los mecanismos
para ablandar el impacto bullicioso de las falsas alarmas con que el
TOC pretende estremecer mis oídos. Aprendí a tolerar que la incertidumbre es inherente a cualquier movimiento vital y que dichos movimiento implican, entonces, tomar el riesgo. Descubrí o redescubrí
al sujeto que soy, más allá de mis síntomas. Entendí que el TOC es
algo que me sucede y no una veta defectuosa de mi personalidad.

Es muy importante que las personas que sospechan que padecen de TOC, e incluso quienes ya han sido diagnosticados, ac-
cedan al tratamiento adecuado. Para esto, existe la International

OCD Foundation, de la cual soy miembro y en cuyo sitio web podrán encontrar un listado de proveedores de TCC, especialistas en este trastorno, además de artículos e información acerca de las maravillosas actividades de concientización que la fundación realiza, como por ejemplo la Conferencia Anual de TOC, que se lleva a cabo en distintas ciudades y en la que participé este año como encargada de la charla de apertura para la jornada en español y como miembro del panel sobre "TOC y los medios", celebrada en Los Ángeles. No hay razón para ocultarse o para avergonzarse de los síntomas. Hay tratamiento, hay esperanza y, con la ayuda adecuada, es posible construir una sonrisa más recurrente.

El TOC es un trastorno crónico, pero es tratable. Con la terapia adecuada (terapia cognitivo-conductual) y el aporte de medicación (en los casos que haga falta), las personas que sufrimos de este trastorno podemos mejorar nuestra calidad de vida, reducir nuestra sintomatología y construir (o reconstruir) los recursos internos para acercarnos a nuestros sueños, nuestra libertad, nuestro deseo, nuestra identidad y, ¿por qué no?, nuestra felicidad.

Anexo 3. Información general sobre el trastorno obsesivo-compulsivo

Folleto en español sobre TOC de la IOCDF:

Extraído del sitio web de la International OCD Foundation.

LO QUE DEBES SABER SOBRE EL TRASTORNO OBSESIVO-COMPULSIVO (TOC), CONOCIDO COMO *OBSESSIVE-COMPULSIVE DISORDER* (OCD) EN INGLÉS

¿QUÉ ES EL TRASTORNO OBSESIVO-COMPULSIVO (TOC)?

Imagine que la mente se atasca en un determinado pensamiento o en una imagen específica...

Ese pensamiento se repite en la mente una y otra vez, independientemente de lo que haga...

Usted no quiere pensar así... se siente como una avalancha...

Y con estos pensamientos vienen sentimientos intensos de ansiedad...

La ansiedad es el sistema de alerta de su cerebro. Cuando usted se siente ansiosa o ansioso, se siente en peligro. La ansiedad es una emoción que le exige a usted que responda, que reaccione, que se proteja, QUE HAGA ALGO...

En realidad, tal vez reconozcamos que el miedo no tiene sentido y no es lógico. Sin embargo, se siente muy real, intenso y verdadero...

¿Por qué su mente lo engañaría?
¿Por qué tendría sentimientos si no fueran verdaderos?

Los sentimientos no mienten...

Desafortunadamente, si usted tiene TOC, sí engañan los sentimientos. Si usted padece de TOC, el sistema de alerta en su cerebro no está funcionando correctamente. Su cerebro le indica que está en peligro, cuando realmente no lo está.

Cuando los científicos comparan imágenes de los cerebros de grupos de pacientes con TOC con las de individuos que no padecen TOC, pueden ver que en promedio hay áreas del cerebro que son diferentes.

Quienes se sienten torturados con este trastorno están intentando desesperadamente escapar de esa ansiedad paralizante e interminable.

¿CÓMO SE SABE SI TENGO TOC?

Solo los terapeutas calificados pueden diagnosticar TOC.

Buscarán tres características:

- La persona tiene obsesiones.

- Él o ella hace acciones compulsivas.

- Las obsesiones y compulsiones requieren mucho tiempo e inhiben la realización de actividades importantes para la persona, como el trabajo, estudio, etc.

Obsesiones:

- Pensamientos, imágenes o impulsos que ocurren una y otra vez y están fuera de su control.

- La persona no quiere tener esas ideas.

- Son inquietantes y no deseadas, y usualmente la persona sabe que no tienen sentido.

- Generan una sensación incómoda, por ejemplo miedo, indignación, duda, o una sensación de que las cosas tienen que hacerse de una manera "correcta".

- Requieren mucho tiempo e impiden la realización de actividades importantes para la persona, como el trabajo, estudio, etc.

Lo que no son obsesiones:

- Es normal tener pensamientos ocasionales de enfermedad o acerca de la seguridad de nuestros seres amados.

Compulsiones:

- Acciones o pensamientos repetitivos con los que una persona intenta neutralizar, contrarrestar o quitar las obsesiones.

- Los sujetos que padecen del TOC se dan cuenta de que es una solución temporal, pero sin una mejor manera de ingeniárselas, dependen de la compulsión como un escape temporal.

- También pueden incluir la evitación de situaciones que evocan las obsesiones.

- Requieren mucho tiempo e inhiben la realización de actividades importantes para la persona (como socializar, trabajar, ir a la escuela, etc.).

Lo que no son compulsiones:

- No todas las acciones repetitivas o los rituales son compulsiones. Las rutinas antes de dormir, prácticas religiosas, y aprender algo nuevo requieren repetir una actividad múltiples veces, pero estas acciones favorecen la vida diaria.

- El comportamiento es acorde con el contexto: Arreglar y organizar DVD durante ocho horas por día no es una compulsión si la persona trabaja en una tienda de videos.

Las obsesiones comunes en el TOC[16]

Contaminación

- Fluidos corporales (Ejemplos: orina, heces)

- Bacterias/enfermedades (Ejemplos: herpes, VIH)

- Contaminantes ambientales (Ejemplos: amianto, radiación)

---

16. Reimpreso con el permiso de New Harbinger Publications, Inc. Es una adaptación del OC Checklist, que aparece en S. Wilhelm and G. S. Steketee's, "Cognitive Therapy for Obsessive-Compulive Disorder: A Guide for Professionals" (2006).

- Químicos de la casa (Ejemplos: productos de limpieza, solventes)
- Suciedad

Perder el control

- Miedo de dañarse
- Miedo de dañar a otros
- Miedo de imágenes violentas en su mente
- Miedo de insultar o usar palabras malas
- Miedo de robar

Perfeccionismo

- Preocupación con la simetría o exactitud
- Preocupación con la necesidad de saber o recordar
- Miedo de perder u olvidar información importante al tirar algo
- Incapacidad de decidir si guardar o descartar ciertas cosas
- Miedo de perder las cosas

Daño

- Miedo de ser responsable de una acción terrible
- (Ejemplos: incendio provocado, robo)
- Miedo de dañar a otros por no ser lo suficientemente cuidadoso
- (Ejemplo: dejar caer algo en el suelo que pueda ocasionar que alguien se resbale y se lastime)

Pensamientos sexuales no deseados

- Pensamientos o imágenes sexuales perversas o prohibidas
- Impulsos sexuales perversos o prohibidos
- Obsesiones acerca de la homosexualidad
- Obsesiones sexuales que involucren niños o incesto
- Obsesiones de comportamientos sexuales agresivos hacia otra gente

Obsesiones religiosas
(Conocido como *scrupulosity* o escrupulosidad)

- Preocupación por ofender a Dios o blasfemar
- Preocupación excesiva por la moralidad

Otras obsesiones

- Preocupación por contraer una enfermedad (no por contaminación)
- Ideas supersticiosas de números de suerte o ciertos colores

Las compulsiones comunes en el TOC[17]

Limpiar y lavar

- Lavarse las manos demasiado o de una manera específica
- Rutina de baño, lavado de dientes o acicalado excesivo
- Limpiar los objetos de la casa demasiado
- Hacer algo para prevenir el contacto con los contaminantes

---

17. Ídem nota al pie 16.

Revisar

- Revisar que no ha dañado/no dañará a otra gente

- Revisar que no se ha dañado/no se dañará a sí mismo

- Revisar que nada terrible haya pasado

- Revisar que no ha cometido un error

- Revisar aspectos de la condición física o del cuerpo

Repetir

- Volver a leer o escribir

- Repetir actividades rutinarias (Ejemplos: entrar o salir de cuartos, pararse o sentarse en sillas)

- Repetir movimientos del cuerpo (Ejemplos: tocar algo, parpadear)

- Repetir las actividades en múltiplos (Ejemplos: hacer algo tres veces porque el número tres es un número "bueno, correcto, o seguro")

Compulsiones mentales

- Revisión mental de eventos para prevenir daño (a otra gente, a sí mismo, para prevenir consecuencias terribles)

- Rezar para prevenir daño (a sí mismo, a otra gente, para prevenir consecuencias terribles)

- Contar durante una acción para terminar en un número "bueno, correcto, o seguro"

- Cancelar, deshacer o borrar (Ejemplos: sustituir una "mala" palabra por una "buena" para borrarla).

Otras compulsiones

- Coleccionar cosas que resultan en mucho desorden (conocido como "acaparamiento" o *hoarding*).

- Organizar y arreglar las cosas hasta que se "siente correcto".

- Decir, preguntar, o confesar para recibir un consuelo (o reaseguro).

- Evitar situaciones que pueden evocar las obsesiones.

TOC: PREGUNTAS FRECUENTES

¿Es común el TOC?

Las estadísticas más confiables estiman que 1 de cada 100 adultos –o entre 2 y 3 millones de adultos en los Estados Unidos– tiene TOC actualmente. Este es aproximadamente el mismo número de gente que vive en la ciudad de Houston, Texas.

También hay al menos 1 en 200 –o 500.000– niños y adolescentes que tiene TOC, casi el mismo número de niños que tiene diabetes. Esto significa que es probable que 4 o 5 niños con TOC estén inscriptos en cualquier escuela primaria común (de tamaño promedio). En una escuela secundaria de tamaño mediano o grande, podría haber hasta 20 estudiantes luchando contra los desafíos del TOC.

El TOC afecta a hombres, mujeres y niños de todas las razas y orígenes por igual.

¿A qué edad empieza el TOC?

El TOC puede empezar en cualquier momento, desde la edad preescolar hasta la adultez. Aunque el TOC puede ocurrir en la niñez, en general hay dos rangos de edad prevalente en que el TOC aparece por primera vez. El primer rango es entre los 10 y 12 años de edad y el segundo entre los últimos años de la adolescencia y los primeros años de la adultez.

¿Es heredado el TOC?

Las investigaciones indican que el TOC se presenta en las familias, y que los genes probablemente tienen un rol en el desarrollo del trastorno. Los genes, sin embargo, solo parecen ser parcialmente responsables de la causa del trastorno. Nadie sabe qué otros factores pueden estar asimismo involucrados. Quizás una enfermedad o el estrés cotidiano pueden inducir la actividad de los genes asociados con los síntomas del TOC.

Algunos expertos creen que el TOC que comienza en la niñez puede ser diferente del TOC que empieza en los adultos. Por ejemplo, una reseña reciente de estudios en gemelos ha mostrado que los genes tienen un rol más importante cuando el TOC empieza en la niñez (45% - 65%) que cuando comienza en la adultez (27% - 47%).

¿Es el TOC un trastorno del cerebro?

Las investigaciones sugieren que el TOC involucra problemas en la comunicación entre la porción frontal del cerebro y las estructuras más profundas. Estas estructuras cerebrales usan un mensajero químico llamado serotonina. Estudios por imágenes demuestran que la terapia farmacológica con inhibidores de la recaptación de serotonina o la terapia cognitivo-conductual (TCC) modulan positivamente los circuitos cerebrales involucrados en el TOC.

No hay pruebas de laboratorio o estudios por imágenes del cerebro que puedan diagnosticar TOC. El diagnóstico se basa en la observación y evaluación clínica de los síntomas del sujeto por profesionales calificados de la salud mental.

¿Cuáles son los obstáculos comunes en el tratamiento eficaz?

Las investigaciones han descubierto que se tarda entre 14 y 17 años desde que empieza el TOC para obtener el tratamiento apropiado.

Algunas personas deciden esconder sus síntomas, frecuentemente por vergüenza o miedo de ser estigmatizados. Por eso, mucha gente con TOC no busca ayuda de un profesional hasta muchos años después del comienzo de sus síntomas.

Hasta hace no mucho tiempo atrás, había menos conciencia pública acerca del TOC, por lo cual mucha gente no sabía que sus síntomas representaban una enfermedad que podía ser tratada.

La falta de capacitación adecuada por parte de algunos profesionales de la salud a menudo resulta en un diagnóstico errado. Algunos pacientes con síntomas de TOC visitarán varios médicos y pasarán varios años en tratamientos no específicos antes de recibir un diagnóstico correcto.

Dificultad para encontrar un terapeuta local que pueda tratar el TOC efectivamente.

Incapacidad de poder pagar por el tratamiento apropiado.

¿Cuán efectivos son los tratamientos para el TOC?

El mejor tratamiento para la mayoría de los sujetos con TOC debería incluir al menos uno de los cuatro siguientes elementos: una intervención de TCC conocida como Exposición y Prevención de la

Respuesta (EPR), un terapeuta calificado, terapia farmacológica, y el apoyo familiar junto con una psicoeducación adecuada.

La mayoría de las investigaciones muestran que, en promedio, alrededor del 70% de los pacientes con TOC se beneficiará ya sea con el tratamiento farmacológico como con la terapia cognitivo-conductual (TCC). Los pacientes que responden a la medicación usualmente muestran una reducción de síntomas de entre el 40 % y el 60%, mientras que los que responden a la TCC habitualmente muestran un porcentaje de entre el 60% y el 80% en la reducción de los síntomas del TOC.

Sin embargo, los pacientes deben tomar la medicación de manera regular y participar activamente en la TCC para que los tratamientos funcionen. Desafortunadamente, los estudios muestran que al menos un 25% de los pacientes con TOC se niega a la TCC, y aproximadamente la mitad de los pacientes discontinúan la toma de los medicamentos debido a los efectos secundarios o por otras razones.

¿Qué es Exposición y Prevención de la Respuesta (EPR)?

La psicoterapia tradicional (o terapia del habla) intenta mejorar la condición psicopatológica ayudando al paciente a desarrollar el insight en relación con sus problemas. Aunque este abordaje tradicional de la psicoterapia puede –en algún punto– beneficiar al paciente en su recuperación, es importante que las personas con TOC prueben la terapia cognitivo-conductual (TCC) primero, ya que es el tipo de tratamiento que ha demostrado ser el más efectivo.

La TCC consiste en un gran grupo de estrategias terapéuticas. La estrategia más importante de la TCC para el tratamiento del TOC se llama Exposición y Prevención de la Respuesta (EPR). "Exposición" refiere a la confrontación de los pensamientos, imágenes, objetos y situaciones a partir de los cuales el paciente se pone ansioso. Al principio, esto no parece correcto. Probablemente ha confrontado estas cosas muchas veces, con el resultado de sentirse ansioso cada vez. Es importante recordar que debe hacer la segunda parte del tratamiento también: Prevención de la Respuesta. Cuando el paciente toma contacto con la cosa que lo pone ansioso, podrá escoger no hacer la acción compulsiva. Otra vez, esto puede no parecerle correcto. Quizás ha intentado parar las acciones compulsivas varias veces antes, para solo ver empeorar la ansiedad. Este último punto es la clave: tiene que continuar con la dedicación de no hacer la acción compulsiva hasta que se note una reducción en la ansiedad. De hecho, es mejor si se dedica a eliminar totalmente la acción compulsiva. La bajada en la ansiedad que experimenta cuando está expuesto y cuando previene la respuesta compulsiva se llama "habituación". Tal vez es una idea nueva para alguien con TOC que la ansiedad puede reducirse si contacta con las cosas que teme y no hace la acción compulsiva.

Otra manera de pensar en la EPR

Si piensa en la ansiedad como una especie de información, ¿qué tipo de información le está dando cuando está presente? Que usted está en peligro, o mejor dicho, que hay una posibilidad de que esté en peligro. "La posibilidad" de peligro es importante de considerar aquí. La experiencia de la ansiedad no se siente como una "posibilidad", se siente como una verdad: "Estoy en peligro". Este es uno de los aspectos más crueles de este trastorno. Asume el control de su sistema de alerta, un sistema que sirve para protegerse. Cuando confronta un peligro verdadero, como cruzar la calle y ver a un camión acercándose rápido, su cerebro emite información de que está en peligro, a través de la ansiedad. La ansiedad crea una motivación para hacer algo para protegerse. Estas acciones pueden salvar su vida (¡moverse del camino del camión!).

Desafortunadamente con el TOC, ¡su cerebro le comunica que está en peligro todo el tiempo! También en las situaciones en las que se "sabe" que no es probable que algo malo suceda. Ahora, considere sus acciones compulsivas como su intención de mantenerse seguro frente a estas "posibilidades" de peligro. ¿Qué le comunica a su cerebro cuando intenta protegerse? Que podría estar en peligro. En otras palabras, su comportamiento compulsivo exacerba la parte de su cerebro que emite demasiados signos de peligro falso. Para reducir su ansiedad y sus compulsiones, tiene que parar el comportamiento compulsivo. ¿Cuál es el riesgo de no protegerse? Se siente como si estuviera escogiendo ponerse en peligro. La Exposición y Prevención de la Respuesta altera su TOC y altera su cerebro porque permite descubrir si realmente estaba en peligro o no.

QUÉ BUSCAR EN UN TERAPEUTA[18] (Para una lista internacional de terapeutas que tratan el TOC, visite nuestra página web: www.ocfoundation.org)

Algunos terapeutas son mejores que otros en el tratamiento del TOC. Es importante entrevistarlos para averiguar si realmente saben cómo administrar la Terapia de Exposición y Prevención de la Respuesta. Las respuestas a sus preguntas son una buena guía para aprender lo que debe saber de un nuevo terapeuta. Si el terapeuta es cauteloso, restringe información o se enfada con sus preguntas, debe buscar otro terapeuta. ¡Si el terapeuta aprecia la importancia que tiene para usted la decisión de buscar tratamiento y es abierto, amigable y listo, usted tiene un tesoro de terapeuta! Su relación

---

18. Adaptado de: "How To Choose a Behavior Therapist", por Michael Jenike, MD.

con el terapeuta es importante, especialmente porque le pedirá que haga cosas que para usted son incómodas. Acuérdese: usted tiene el derecho de hacer las preguntas que quiera y necesite. ¡Es su vida y su salud!

¿Qué es lo que debo preguntar?

La lista siguiente puede guiar su búsqueda del terapeuta correcto.

- "¿Cuáles técnicas usa para tratar el TOC?"
Nota: Si el terapeuta no es claro acerca de o no menciona la terapia cognitivo-conductual (TCC) o la Exposición y Prevención de la Respuesta (EPR), tenga cuidado.
- "¿Usa la Exposición y Prevención de la Respuesta para tratar el TOC?"
Nota: Tenga cuidado con los terapeutas que dicen que la usan, pero no son específicos en su explicación.
- "¿Cuál es su entrenamiento y experiencia en el tratamiento del TOC?"
Nota: Busque terapeutas que digan que han hecho un posgrado de TCC o que tengan un título posdoctorado en TCC. Si los terapeutas dicen que son miembros del International OCD Foundation (IOCDF) o la Association for Behavioral and Cognitive Therapies (ABCT), es un buen signo también. Busque terapeutas que hayan asistido a un entrenamiento o taller especial ofrecido por el IOCDF o el ABCT.
- "¿Cuánto de su práctica actualmente consiste en el tratamiento de trastornos de ansiedad?"
- "¿Cuánto de su práctica actualmente involucra trabajar con individuos que tienen TOC?"

- "¿Crees que has sido efectivo en tu tratamiento de individuos con TOC?"

- "¿Cuál es tu actitud hacia la medicación en el tratamiento de TOC?"

Nota: Si la actitud es negativa hacia la medicación, es un mal signo, porque la medicación es un tratamiento muy efectivo para el TOC.

- "¿Estás dispuesto a salir de la oficina para hacer la terapia cognitiva si es necesario?"

Nota: A veces es necesario salir de la oficina para llevar a cabo el tratamiento de la Exposición y Prevención de la Respuesta (EPR) efectivamente.

LAS FAMILIAS Y EL TOC

Barbara Livingston Van Noppen, PhD
Profesor, University of Southern California International OCD Foundation Consejo Científico

Si un miembro de su familia tiene TOC, probablemente ha preguntado: "¿Qué puedo hacer para ayudar?". Debajo encontrará algunas medidas que usted puede tomar:

1. Aprenda del TOC

La educación es el primer paso. Entre más aprende, más puede ayudar a la persona con TOC. Usted puede:

- Leer los libros sobre TOC

- Afiliarse a la International OCD Foundation

- Asistir a los grupos de apoyo

- Investigar en Internet sobre otros recursos

2. Aprenda a reconocer y reducir los "comportamientos familiares de acomodamiento"

Los comportamientos familiares de acomodamiento consisten en acciones específicas que lleva a cabo la familia para habilitar los síntomas del TOC. Las familias están constantemente afectadas por las demandas del TOC. Las investigaciones demuestran que el modo en que la familia reacciona al TOC puede estimular los síntomas del mismo. Cuanto más pueda aprender la familia acerca de sus reacciones al TOC y el impacto que estas tienen en la persona con TOC, ¡más poder tendrá para hacer una diferencia! Debajo se pueden leer algunos ejemplos de estos comportamientos problemáticos:

- Participar en el comportamiento: usted participa en el comportamiento TOC de su familiar. Ejemplo: lavar sus manos cuando ve a ese familiar lavarse las manos.

- Ayudar a evitar: ayudar a su familiar a evitar las cosas que le afectan. Ejemplo: lavarles la ropa para que la persona se asegure de que es lavada "correctamente".

- Ayudar con el comportamiento: hacer algo por su familiar que le permite llevar adelante los comportamientos del TOC. Ejemplo: comprar enormes cantidades de productos de limpieza para él o ella.

- Hacer cambios en la rutina familiar. Ejemplo: cambiar la hora en la que usted se ducha o en la que usted se cambia la ropa.

- Tomar más responsabilidades. Ejemplo: modificar su agenda para conducir a su familiar a un lugar cuando lo podría hacer él o ella mismo.

- Hacer cambios en sus actividades recreativas. Ejemplo: su familiar no permite que salga de casa sin él o ella. Esto afecta su interés en el cine, las cenas y su tiempo con amigos, etc.

- Hacer cambios en su trabajo. Ejemplo: reducir sus horas de trabajo para cuidar a su familiar.

Ayude a su familiar a buscar el tratamiento apropiado

El mejor tratamiento usualmente incluye medicación, terapia cognitivo-conductual (TCC), educación y apoyo de la familia.

Aprenda cómo responder si su familiar rechaza el tratamiento

- Lleve libros, videos, y audio sobre TOC a casa. Ofrezca la información a su familiar con TOC o déjela (estratégicamente) en algún lugar para que la pueda leer/ver/oír cuando quiera.

- Dé ánimo. Dígale a la persona que con el tratamiento apropiado mucha gente obtiene una reducción significativa de los síntomas. Dígale que existe la ayuda y que hay otra gente con los mismos problemas. Sugiera que la persona con TOC asista a un grupo de apoyo con usted o por sí mismo, que hable con alguien que padezca de TOC a través de grupos de apoyo online, o que hable con un profesional (en alguna clínica local especializada).

- Busque apoyo y ayúdese a sí mismo. Busque consejo o apoyo profesional de alguien que sepa de TOC y hable con otros miembros de la familia para que puedan compartir sus sentimientos de enojo, tristeza, vergüenza, culpa y aislamiento

- Asista a un grupo de apoyo. Converse sobre las maneras en que otras familias lidian con los síntomas y busque consejos sobre cómo lidiar con el TOC de su familiar. Para una lista de grupos de apoyo en su zona, visite www.ocfoundation.org

La historia de la International OCD Foundation

Fundada por un grupo de gente con TOC en 1986 como la Obsessive Compulsive Foundation (OCF), la International OCD Foundation es una organización sin fines de lucro (ONG), inaugurada por gente con TOC y trastornos relacionados, tanto como por sus familias, amigos, profesionales, y otros.

La misión y las metas de la International OCD Foundation son:

- Educar al público y los profesionales del TOC para aumentar la conciencia y mejorar la calidad de tratamiento.

- Apoyar investigaciones sobre las causas del TOC y tratamientos efectivos para el TOC y trastornos relacionados.

- Mejorar el acceso a los recursos para los afectados de TOC y sus familias.

- Defender y abogar por la comunidad de TOC.

¡Inscríbete a la International OCD Foundation Hoy!

Como miembro de la International OCD Foundation, estarás uniéndote a la comunidad de individuos con TOC y trastornos asociados, sus familias, amigos, profesionales de la salud mental y otros individuos afectados.

Como miembro de la International OCD Foundation, estarás dando apoyo vital a nuestros esfuerzos en brindar educación, asistencia, y concientización sobre TOC y trastornos asociados al público general y las comunidades profesionales.

CONTÁCTANOS:

Oficina:

International OCD Foundation, Inc. 112 Water Street, Suite 501 Boston, MA 02109

Dirección del Correo:

International OCD Foundation, Inc. P.O. Box 961029 Boston, MA 02196

Teléfono: (617) 973-5801

Correo Electrónico: info@ocfoundation.org

Sitio Web: www.ocfoundation.org

Este folleto fue posible gracias a los fondos de donantes anónimos.

Especialistas en tratamiento de EPR para TOC en Argentina

Lic. Tania Borda
Bio-Behavioral Institute
Av. Libertador 930, 4º Piso, 2do cuerpo
Ciudad Autónoma de Buenos Aires
Tel: +54 (11) 4812-5904
Email: info@biobehavioral.com.ar

Lic. Fernando García
Fundación Aiglé
Virrey Olaguer y Feliú 2679 (C1426EBE)
Ciudad Autónoma de Buenos Aires
Te: +54 (11) 4784-3563
Fax: +54 (11) 4781-3897
Email: fundacion@aigle.org.ar

Lic. Rafael Kichic
INECO
Pacheco de Melo 1854
Ciudad Autónoma de Buenos Aires
Tel: +54 (11) 4812-0010
Email: info@ineco.org.ar

Anexo 4. Posts de viaje (relatos dirigidos a fans y amigos, durante el segundo viaje a California, en 2014).

Post 1: (10 de febrero de 2014)

Sé que debiera haber escrito el primer capítulo de este diario un poco antes. Una serie de pequeñas circunstancias hicieron que sea ahora el tiempo de compartir con ustedes a través de un montón de letras cómo me está yendo en esta experiencia en Los Ángeles. Este segundo viaje no se parece demasiado al primero, al de 2013. El viaje anterior se erigió sobre un suelo de sueños y expectativas fundamentalmente respecto a mi carrera. Esta nueva aventura es una experiencia de rehabilitación. Así como leen, ni más ni menos... Si bien tanto mi familia como yo pudimos anticipar algo de lo tremendamente difícil y lo contundentemente necesario de este movimiento, creo que ni ellos ni yo sabíamos la dimensión de esa dificultad y de esa necesidad. Todo esto es muy duro para mí: la soledad, el desesperante confinamiento, la falta de independencia que me arroja de inmediato a mucha carencia. Las primeras dos semanas desde que llegué a esta ciudad el 23 de enero de 2014 fueron decididamente desesperantes. Confirmé con certeza que uno de mis rituales más recurrentes es la evitación. Tengo miedos irracionales sobre demasiadas cosas, lo cual compromete mi capacidad para procurarme las cosas básicas, incluyendo la comida y el abrigo, por solo nombrar dos de las más visiblemente incapacitantes. Siento dolor en los intentos y también en las frustraciones. Ansiedad y angustia cada vez que rasguño la pared para no rendirme, y un caudal de amargura igual de intenso cuando me caigo y me quedo inmóvil lamentando mi falta de recursos.

He pasado muchas horas sola en esta casa, la Casita Feliz, llorando y debatiendo entre el hambre y el miedo, el aburrimiento y la pregunta: "¿Qué estoy haciendo sola en este lugar?". He dicho hasta el cansancio que quiero volver a casa, que no puedo más, que este viaje fue un error y una locura. Mis padres aún siguen alertas, esperando mi señal, la que tenga como texto el "vengan a buscarme" que aseguran será suficiente para que alguno de ellos se tome un avión a mi rescate. Lía, siempre al pie del cañón, me apuntala por teléfono decidida a defender con uñas y dientes su teoría de que yo no soy un TOC con persona, sino una persona con TOC y se rehúsa a conversar con alguien más que no sea esa persona que –considera– tiene muchas otras cosas que decir además del relato bizarro y reiterativo de su trastorno. Ana insiste en que me vaya a vivir cerquita de ella a Marina del Rey para cuidarme.

Y, por supuesto está Vecc, que a pesar del estrés de sus dos trabajos y del terror de sentirse atrapada por la responsabilidad de tener que ocuparse de mí, sigue siendo una compañera fundamental de esta aventura.

Quiero volver a casa, de todos modos, no me atrevo a tirar tanto esfuerzo y tanta ilusión por la borda. No me atrevo al fracaso contundente. Con Kevin, mi nuevo terapeuta, continuamos evaluando si es posible que continúe sola, si es necesario que alguien venga a acompañarme (mi viejo se ofreció varias veces), o si lo mejor es volverme a casa sin completar el tratamiento. Estos últimos tres días, a partir de haber tenido una sesión muy intensa con Kevin el viernes pasado, fueron algo mejores.

Además de las sesiones individuales, estoy yendo a un grupo de terapia dirigido por el mismo Kevin y compuesto por gente que al igual que yo padece TOC. La experiencia grupal es maravillosa. Escucho en varios fragmentos de sus afectados discursos algunas de mis propias dificultades y afectaciones. Veo en algunos de esos ojos esa mirada de confusión y agotamiento que tantas veces me devuelve el espejo. Percibo en la tensión y disconfort de algunos de esos cuerpos esa puja entre la locura y el sentido común que ya casi es una marca cotidiana en mis propios gestos.

Hago mi tarea: lleno planillas con ejercicios que me indica el terapeuta. Intento, intento, intento, resisto, resisto, resisto, sigo adelante, porque no importa cuán potente sea mi matrimonio con el TOC, necesito estar mejor, recuperarme, rehabilitarme, atreverme (aunque me aterre) a entrar en el juego de la vida adulta y el mundo real. Necesito volver a cantar, volver a componer, tomar riesgos, tolerar la incertidumbre (que parece ser) inherente al movimiento, volver a abrazar, a besar, a sonreír. Tengo tanto miedo...

Quiero agradecerles por la paciencia, por respetar mi silencio de estos días pasados y también por acompañarme con pequeños y sutiles gestos de amor para que no me olvide de que están ahí, cerquita de mí. No me olvido de que están ahí. No se olviden de que estoy aquí y que los quiero mucho.

Ro

Post 2: (19 de febrero de 2014)

Han pasado varios días desde mi primer post de este viaje. Gran parte de mi energía estuvo (y continúa estando) dedicada a mi tratamiento terapéutico con Kevin. Nos vemos varias veces a la semana y lo que al principio se parecía demasiado a un abordaje fundamentalmente cognitivo, ahora viró hacia la tarea conductual. Las exposiciones –cada vez más abundantes y complejas para mí– transcurren en casa, en la calle, en el supermercado y hasta en el shopping. Además debo completar tareas en el tiempo entre sesiones (lo cual en general me resulta muy difícil). Entiendo que el objetivo es aprender a acercarme a las cosas que me gustan en lugar de quedar detenida en la evitación de las que me aterran. Parece lógico, pero suena casi como un enunciado existencial.

El TOC sigue amedrentándome. Soy asediada por pensamientos terroríficos y alarmantes, casi todo lo que compone el mundo exterior me aterra y debo llevar a cabo una enorme cantidad de compulsiones para no sentir que colapso. Sin embargo, como ya se sabe, es solo cuando tomo el riesgo de no llevarlas a cabo que, finalmente, sobreviene el alivio y la ilusión de bienestar.

Estoy trabajando duro, extrañando mucho estar en Buenos Aires, pero segura de estar haciendo lo correcto. Soy muy afortunada por tener a Vecc cerca de mí, acompañándome con el cuerpo en tantas situaciones cotidianas; a Lía, apuntalándome y amaternando mi estadía en LA, a mis padres que, con toda su preocupación y sus ganas de verme mejor, apoyan y alientan este tratamiento y me sostienen permanentemente, a mis amigos, y a mis fans y amigos que, a través de Facebook, comparten conmigo tantas cosas importantes. También soy afortunada por la soledad, porque me permite los silencios necesarios para intentar encontrarme con mi espejo.

A veces me aburro y me dan ganas de hacer música, de crear, hasta incluso de trabajar. Pero las cuestiones de la vida adulta todavía son un misterio cifrado con un código que desconozco.

Por ahora, seguiré enfocada en el tratamiento como prioridad. Gracias por acompañarme.

Los quiero mucho,

Ro

Post 3: (19 de marzo de 2014)

Desde mi Casita Feliz les escribo nuevamente, después de algún tiempo de mi último post. Y si bien es cierto que ha pasado un tiempo, les he ido contando muchas de mis pequeñas-grandes aventuras a través de Facebook y Twitter.

Mi tratamiento intensivo con Kevin continúa siendo mi prioridad y el foco de la mayor parte de mi atención. El trabajo que este terapeuta está haciendo conmigo es de una entrega y compromiso que merecen ser destacados. Con paciencia pero también con determinación, mucha lucidez y hasta una cuota de dulzura, el joven Kevin me acompaña y apuntala, me estimula y me contiene. Algunas de las claves de este tratamiento, al menos en mi experiencia, han sido y continúan siendo mantener el foco, tomar riesgos, "abrazar" el disconfort y repetir, repetir, repetir las exposiciones. Podría extender la lista y contarles más. Aprendí mucho. Pero entiendo que gran parte de estas lecciones corresponden al tesoro de mis recursos y no quiero aburrirlos. Este viaje, con todo lo que incluye, está siendo probablemente una de las experiencias (o procesos) más transformadoras de mi vida, al menos hasta este momento. Pero como debo respetar mi sostenida inclinación al derrotismo, no puedo calzarme las guirnaldas, tirar papel picado y soltar los globos. Prefiero mantener cierto nivel de reserva, y seguir trabajando codo a codo con Kevin, enfrentando mis miedos, aprendiendo a salir al mundo, y comenzando tímidamente el apasionante proceso de conocerme.

Quiero recordarles que ustedes también son parte de esta travesía, del mismo modo que lo fueron el año pasado, en el antes, el durante y el después del viaje anterior a California. Quiero que sepan cuán valioso es para mí contar con ustedes como interlocutores y compañeros de viaje. Espero estar, de alguna manera, yo también acompañándolos en sus aventuras y travesías. No me gusta dar indicaciones o consejos generalizados, pero entonces quiero hacerles saber cuán hermosa es la sensación que experimento cada vez que estoy del otro lado del puente de mis pánicos. Ahí, luego de haber mirado al miedo cara a cara, luego de elegir tomar el riesgo, aflojar mis arneses injustificados y abrazar un poquito cierta sensación de libertad.

Los quiero mucho

Post 4: (26 de marzo de 2014)

Hola a todos:

Aquí de nuevo para ponerlos al tanto de algunas sensaciones, experiencias y pequeñas anécdotas. A partir del post pasado, me propuse escribir un post por semana, y publicarlo cada miércoles durante este viaje a Los Ángeles. Durante los últimos días estuve retornando a cierta exacerbación de mis compulsiones, lo cual me asusta y sobre todo me frustra mucho. Me da terror volver para atrás, ya que este tratamiento, además de ser muy costoso económicamente, es una apuesta fuerte en términos de mi voluntad, determinación y esperanza de construir una vida más ajustada a mis proyectos, deseos y expectativas. Hoy lo hablé en terapia de grupo, pero llamativamente (o no) ahora me siento un poco mejor. No es que necesariamente hayan aflojado en forma sustancial las compulsiones, pero la sensación general es de mayor bienestar. Se me ocurre que las sesiones grupales tienen un plus en su dinámica que me energiza y me conecta con mis compañeros desde una empatía desesperada que es difícil de explicar. Algo de eso estabiliza y equilibra mi emocionalidad, al menos circunstancialmente. Esta es una idea, pura especulación, pero me parece verosímil.

Es evidente que estoy funcionando mejor en el "afuera" que en el "adentro". Y esto no es metáfora: estar en casa me estresa, las compulsiones son muchas y, claramente, me aburro. Por el contrario, cuando salgo a la calle, funciono mejor. Me da la sensación de que justamente porque allí afuera los códigos son otros, el tiempo tiene otro pulso y la motricidad de la gente exige una velocidad que tengo que empatar, no soy capaz de tanta compulsión. En la calle hay que responder. Y esto me hace muy bien. Suena irónico, porque las fantasías de peligro, en lo intelectual del texto del TOC, podría ser muchas más afuera que adentro, sin embargo, las salidas (a pesar de cierta angustia anticipatoria) son más placenteras y exitosas que las estadías largas dentro de casa. Que no se malinterprete: amo esta casa. Simplemente se ha invertido la tendencia que al principio hacía que me sintiera más segura y a gusto dentro y más ansiosa y vulnerable fuera. La Americana at Brand merece un capítulo especial. No sé si será su fuente de aguas a veces danzantes, la estatua dorada cuyos brazos abiertos alguna vez imité en metafórica indicación de mi mejoría, la belleza cuasi europea de sus callecitas, el tranvía antiguo que pasea sus vericuetos, la música funcional, todos esos negocios tentadores, los barcitos y restaurantes o una combinación exquisita de todo eso. Pero haber conquistado ese paseo en soledad me pone muy contenta. Una nota curiosa (o no tanto) que me gustaría compartir con ustedes: descubrí el Hazelnut Coffeemate. Ustedes se preguntarán: ¿qué tiene que ver eso con esto? Y yo les contestaré: es tan pero tan rico, que le pelea el puesto a las intrusiones con una dignidad sorprendente. Por ejemplo, si estoy por tomar un sorbo de café, la angustia y ansiedad por las intrusiones respecto a la taza, el café, o lo que sea, condicionan la experiencia de tomar el café, le quitan un alto porcentaje de confort. Pero cuando me llevo ese café con ese líquido aromático y gustoso a la boca, las intrusiones se atolondran, se paralizan un poco. Es que es tan increíblemente delicioso... Entonces una vez más me asombro ante el poder terapéutico del placer. Vaya a saber qué procesos químicos acontecen para que un sorbo de algo rico le pegue un cachetazo contundente a mis miedos irracionales: habrá que investigarlo un poco más en profundidad. Sepan que los extraño y que como siempre, les agradezco la compañía, la empatía y el cariño con que me leen, me oyen, me miran y me sostienen.

Los quiero mucho,

Ro

Post 5: (28 de mayo de 2014)

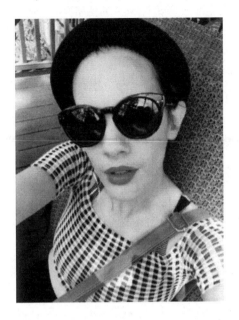

Hace tiempo que no escribo una entrada en el blog. Hace tiempo que no posteo en mi diario de viaje. Probablemente, las razones serán múltiples. Pero quiero sobrerrelevar una en específico: si bien como muchos saben, elegí comunicarme abiertamente desde mis zonas sensibles con ustedes, y aunque muchas veces parezco una usina inmutable de exhibición emocional, también tengo mis velos, mis defensas, mis evitaciones a la hora de lanzarme al detalle lírico de mis experiencias y sensaciones. Me cuesta sentarme y revisarme frente a la computadora. Pero esta noche siento que es momento de volver a compartir con ustedes un relato íntimo, ese al que nos acostumbramos desde hace largo tiempo ya.

Me mudé. Me tuve que ir de mi Casita Feliz. Esa que me albergó durante cuatro meses este año y dos meses el año pasado. Esa en la que aquella vez redescubrí algo de mi independencia y en la que esta vez me volví a poner de pie, con mucha ayuda, con mucho esfuerzo, luego de una gran y preocupante caída en Buenos Aires. La dejé. Si no fuera por lo extremadamente controladora (hasta de mis ensueños) que soy y por el olor extraño que hay en este nuevo lugar, podría, si cierro los ojos, sentir que aún estoy allí, sentada en el sillón beige, con la compu en la mesita, la tele de fondo y la ventana con el cielo hermoso, a mi izquierda. Llamativamente una de las cosas que más extraño es mi habitación, mis sábanas verdes, la lámpara rara que colgaba del techo y se había convertido en un punto de referencia geométrico y estético. Y también la cocina. La extraño horriblemente. La cama y la cocina y también el baño. Claro, es comprensible. Fueron posiblemente mis tres grandes conquistas. Los lugares más temidos, y más voluntariosa y doloro-samente trabajados. Jamás olvidaré a mi Casita Feliz. El emblema de mi trabajo terapéutico en EE.UU. Allí volví a cocinar, a dormir con cierto nivel de confort, logré usar un mismo pijama por varios meses seguidos, la misma almohada y las mismas sábanas. Logré también volver a disfrutar de maquillarme, arreglarme el pelo, po-nerme "linda", aunque debo reconocer que esa área todavía me cuesta un poco bastante.

Retrasé la mudanza alrededor de un mes. Estaba aterrada, an-ticipando decenas de escenas terroríficas por venir. Ninguna op-ción me convencía, y estaba cansada, muy cansada del esfuerzo de combatir mis intrusiones una y otra vez. La soledad no ayuda, o sí, o no, o sí, o no.

A veces solo quiero a mi mamá y a mi papá acariciándome el pelo y diciéndome que va a estar todo bien. Los extraño tanto... Sin embargo, solo me tengo a mí, hecha un bollito o practicando la fuerza de mis piernas hacia adelante; desconsolada contra un rin-cón o cagada de risa en algún giro admitido de alegría.

El nuevo departamento es lindo. Queda en Woodland Hills, un barrio muy diferente a Los Feliz. Tal y como mi terapeuta anticipó, ninguna de las opciones iba a ser fácil. Y en cada una de ellas iba a tener que atravesar mucha ansiedad, muchísimo dolor psíquico. Lo que aún no comprendo bien es por qué, habiendo tenido la opción de ir a vivir con gente, decidí una vez más estar sola. Cuando tengo miedos irracionales, siempre es más suave atravesarlos si alguien más está "expuesto" a las razones de mi temor. De esa forma, compartiéndolos, puedo desmantelar parcialmente la fantasía autorreferente del TOC. Esa que indica que yo soy la única destinataria de los efectos tremebundos de aquello a lo que le tengo miedo: si hay otro, hay más sujetos de prueba. Las razones conscientes de la elección de vivir sola son del orden del TOC: no querer compartir el lavarropas y secarropas (viernes 30 de mayo, 1.23 am), temer encontrar dificultades a la hora de adaptarme a los hábitos de las demás personas y según en cada caso, una lista particular de diferentes pensamientos intrusivos elaborados a partir de la historia conocida de cada una de las casas. Da la impresión de que un departamento alquilado tiene menos texto visible. Pero estimo que hay más razones, menos colgadas en el ropero hiperpresente del TOC. Otras, que tienen que ver con ciertos silencios que se me hicieron cuna, cierto riesgo al que me lanzo en la búsqueda de un espacio en el que construir identidad y fundamentalmente una eficaz puesta en marcha de alertas respecto a no caer en la tentación de convertir vínculos preciados en máquinas de *reassurance* (quien no sepa de qué hablo, por favor sírvase googlear "OCD + *reassurance*" o bien "TOC + reaseguro"). Mis mayores mejorías las he logrado en el fragor de la necesidad de arreglármelas con mis propios recursos. Por lo tanto, no me puedo dar el lujo de perder ese desierto, esa aridez como escenario. Aun con todas estas razones, me asombra haber elegido la soledad, una vez más. Porque lo cierto es que me duele. Me lastima estar tan sola. Por supuesto hay amigos, gente linda a la que veo de vez en cuando. Pero creo que se sobreentiende mi dolor de sola. Nunca, jamás antes, pasé tanto tiempo conmigo misma. Cuando se volvió necesario dejar la casita de Los Feliz, tuve la opción de volver a Buenos Aires. Sin embargo, entendí que tenía que quedarme hasta la conferencia en la que voy a participar. Decidí que era muy importante llegar hasta el final de esta gran experiencia, aunque significara redoblar la apuesta y el dolor. Podía volver, y volver a volver, y si bien era tentador recordé que el último Buenos Aires que habité me vio caer estrepitosamente. Y no quise tomar ese riesgo. Entré en el tercer tercio de este viaje, lo cual admite algún posible balance hasta aquí: este viaje ha significado un enorme esfuerzo económico de parte mía y de mi familia; este viaje nos ha revolucionado emocionalmente; este viaje me ha transformado y me ha hecho crecer como ser humano; me ha enseñado mucho, sobre todo en términos de amor, vínculos, agradecimiento, reconocimiento; me ha enseñado que era cierto aquello de que lo más importante en la vida son los afectos; aprendí a mirar mucho más detenidamente el color de los aspectos más desagradables de mi personalidad, para tratar de suavizarlos; este viaje me enseñó a callar, a esperar un poco, a medir un poquito mejor el tiempo y el dinero (aunque estas dos cuestiones aún son un poco misteriosas para mí), me enseñó a poner a prueba mi capacidad de cuidar, no desde la obsesión y las fantasías de culpa, sino desde el amor y, por último, me puso en la cara la evidencia de todo lo que aún tengo que aprender.

Si pudiera pedirle algo más a este viaje, sería lucidez para encontrar el modo de que me vean quienes me tienen que ver cantar. El show del miércoles pasado me regaló una gran lección de vida que, oportunamente, les contaré.

Quiero agradecerle a cada uno de quienes regularmente me escribe, me pregunta, me sostiene, me apoya, se pone feliz con mis pequeños logros, se angustia con mis dificultades, porque también aprendí que la distancia importa tres carajos cuando el amor es real. Gracias por ese amor.

Los quiero mucho,

Ro

Agradecimientos

Para escribir los agradecimientos me voy a valer del título y sus bondades polisémicas:

A mis padres por haberme confeccionado TOCada, en términos de la simpática particularidad de algunas cuestiones de mi identidad y en términos –también– de la patología. Porque solo con la una y la otra en yuxtaposición es que el libro ha podido ser escrito con esa letra y esos silencios. Gracias, mamá y papá.

A los que me han dejado atrás porque opinarme trasTOCada parecía un desafío menos complejo y un camino más llano a la hora de tomar posición. Gracias, porque del dolor causado por el estigma tomé, probablemente, la fuerza para combatirlo.

A mis terapeutas, por haberme TOCado el corazón, y por haber reTOCado algunas cuestiones y desTOCado lo que volvía una pesadilla la vida cotidiana: a mi querido Fernando García, a John y a Eduardo; y muy en especial a Kevin, por haber cambiado mi vida. Gracias por las herramientas y por confiar en mí.

A las tantas y los tantos que sufren en silencio. O a los gritos. Porque también de sus silencios y de sus gritos están hechos el aire y la música de este libro. Gracias por hacerme sentir menos sola y más acompañante.

Y a quienes me han asegurado que los he TOCado en la línea de las ganas de volver a sonreír, especiales gracias. Porque para alguien como yo, que se ha acostumbrado tanto a saberse solo asistida y sobarse en permanente demanda, es difícil reconocerse TOCadora. Y, por supuesto, es conmovedor.

A mis amigas y amigos que me han TOCado con mano firme, gracias por el empujón. Y cuando lo hicieron con mano blanda, gracias también por dejar(me) el hueco abierto y el terreno libre para aprender a levantarme con mis propias fuerzas.

A mis fans que con amor, respeto y empatía me sostuvieron en la cercanía y la distancia, y además eligieron convertirse en transportistas indirectos de la información que mi voz pretende difundir en materia de educación sobre TOC. Y también por admitirme doliente y no pretenderme solo radiante, por reelegirme a pesar de la inconveniente sorpresa de saberme TOCada, y por haber aprendido el lenguaje sonoro de mis honestidades, aunque a veces no suenen como un hit. Gracias.

A la International OCD Foundation, porque le dio contextura y dirección a mis brazos abiertos y dispuestos a la concientización, por validarme en cada letra, cada canción y cada vericueto de mi particular modo de contribuir, por haberme otorgado el vital beneficio de una gran responsabilidad al designarme vocera internacional y embajadora de compromiso hispánico, por hacerme un lugar en la mesa familiar y por llevar adelante –y de manera ejemplar– la tarea de darle visibilidad a un trastorno tan desatendido, traspapelado y malentendido. Gracias.

A A2A, a mis "colegas" voceros de la IOCDF y a todas mis amigas y amigos de la "OCD community". Por inspirarme y por el enorme cariño, gracias.

A la editorial Del Nuevo Extremo, por creer en el valor literario de un espasmo emocional con pretensiones de libro. En especial a Carlos Sáez, por elegir darle marco y papel a este relato, y por contenerme y aconsejarme con tanta calidez; a Carla Monin, por responder con paciencia y esmero cada una de mis preguntas y dudas;

a Tomás, por su impresionante habilidad para leer a primera vista lo que a muchos otros les resulta incomprensible; a Miguel, Martín, Mónica, Fernanda y Vanesa por la dedicación y el entusiasmo, y a Diana Gamarnik −correctora de *TOCada*−, por la sensibilidad y el compromiso con que tomó el texto y por resonar con mi historia con tanta empatía y dulzura. Y por los mimos y la dedicación con que me recibieron en su casa. No puedo imaginar un mejor hogar para *TOCada*. Gracias.

A Gabriel Machado, por las fotos hermosas que me regaló. Y porque cuando el talento se combina exquisito con la humildad y la generosidad, es un privilegio ser testigo. Fue un honor haber sido el foco de su lente por un rato. ¡Gracias, Gaby! Gracias también a su equipo: Antonella, Cholu y Janet.

A mis alumnas, por defender sostenidamente su confianza en mi capacidad de acompañarlas en el proceso de descubrir su voz. Por devolverme esos espejos exquisitos y por entregarse a todos los bordes que mi teoría del cantante revelado les propone, sin siquiera sospecharla conjetura. Por tomar en serio mis insistencias, tomar nota de sus propios textos internos y tomar partido por la honestidad creativa. Por contribuir a los intentos de que mis intensidades artísticas y mi capacidad de trabajo puedan tocarse. Por elegirme. Gracias.

A Eduardo Keegan, por su amabilidad en escribir el prólogo de *TOCada* y porque no se puede soslayar que este libro se terminó de escribir (y hacer realidad) durante mi −aún vigente− tratamiento con él. Gracias.

A Lía Guezille, quien no solo se ocupó de aquietar −casi a diario y en especial por teléfono− las aguas arremolinadas de mi mente durante mi viaje a Los Ángeles, sino que además fue una de las más sólidas y consistentes buscadoras de mi identidad en medio del caos. Su frase "Vos no sos un TOC con persona, sino una persona con TOC" siempre estará atesorada en mi memoria.

A los investigadores, profesionales especialistas, instituciones dedicadas al diagnóstico, tratamiento y educación sobre TOC. A quienes de ellos conozco y a quienes aún no. Muchas gracias por otorgarle entidad y estructura al trabajo vigente y al que todavía queda por hacer.

A mis hijos gatos, por haber confirmado siempre mi teoría de que las urgencias afectivas ahogan al TOC. Gracias. Los amo.

A Bocha, por tanto y por tan poco. Y porque aunque no se canse de repetir que nuestra amistad es una tragedia, fue gracias al compromiso que tomé con él que logré terminar el libro.

A Flor, por su consejo tácito y explícito de que aprenda a conectarme más con la tarea adulta que con el drama adolescente. Y por ser un ejemplo y un referente para mí. Gracias, prima-amiga querida.

A Naty, por negarse sistemáticamente a comprarme los tan habituales "soy un desastre" o los muy recurrentes "yo no puedo". Por la natural certeza con que me asume espléndida, aun y particularmente cuando no lo estoy. Gracias.

A mis abuelos amados, porque estoy segura de que la naturalidad y el desenfado con que me le atrevo a cada hoja en blanco en materia de creatividad se los debo a la contundencia casi inconmovible con que no me dejaron dudar de mi potencial. Gracias. Los extraño y los amo.

Gracias a cada nuevo día en su dimensión de oportunidad para volver a sonreír.

Gracias a Dios.